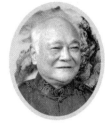

国医大师 **李济仁**
亲 自 主 审

骨伤病
千家妙方

U0339925

吴延义 编著

精选中医治疗骨伤病的 **500** 余首秘验特效良方
包括内服、外敷、熏洗及食疗等

中国科学技术出版社
·北 京·

选方用药注重"简、便、廉、验"
轻松掌握防治良策,摆脱骨伤病困扰

图书在版编目（CIP）数据

骨伤病千家妙方 / 吴延义编著．－北京：中国科学技术出版社，2017.3（2024.6 重印）
ISBN 978-7-5046-7350-3

Ⅰ．①骨… Ⅱ．①吴… Ⅲ．①骨损伤－验方－汇编 Ⅳ．① R289.52

中国版本图书馆 CIP 数据核字（2016）第 314186 号

策划编辑	焦健姿
责任编辑	焦健姿　黄维佳
装帧设计	华图文轩
责任校对	龚利霞
责任印制	徐　飞

出　　版	中国科学技术出版社
发　　行	中国科学技术出版社有限公司销售中心
地　　址	北京市海淀区中关村南大街 16 号
邮　　编	100081
发行电话	010-62173865
传　　真	010-62179148
网　　址	http：//www.cspbooks.com.cn

开　　本	850mm×1168mm　1/24
字　　数	129 千字
印　　张	7.5
版　　次	2017 年 3 月第 1 版
印　　次	2024 年 6 月第 8 次印刷
印　　刷	河北环京美印刷有限公司
书　　号	ISBN 978-7-5046-7350-3/ R・1987
定　　价	45.00 元

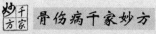 **骨伤病千家妙方** 巧用千家验方 妙治各科百病

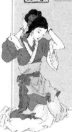

内 容 提 要

| 古今验方 | 中药方 | 食疗方 | 足浴方 | 贴穴方 | 熏洗方 |

　　本书是在初版的基础上修订而成，作者精选了中医治疗骨伤病的500余首特效良方，所选中药内服、外治验方突出"简、便、廉、验"的特色，方出有典，疗效可靠，普通家庭即可配方使用。本书不仅适合医护工作者、医学生临床工作参考，也适合被骨伤病困扰的广大患者、家属和中医药爱好者阅读学习。

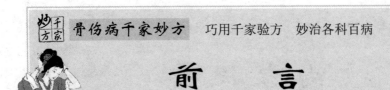

骨伤病千家妙方　　巧用千家验方　妙治各科百病

前　言

古今验方 · 中药方 · 食疗方 · 足浴方 · 贴穴方 · 熏洗方

　　《骨伤病千家妙方》自2012年初版以来，由于内容实用受到广大读者的喜爱。许多读者反映使用本书的方剂后，收到了显著的疗效，也有读者提出一些宝贵的修改意见。为此，我们在中国科学技术出版社的精心指导和大力支持下，对本书进行了修订。

　　本次修订，除增补了较多的名家验方外，对原来方药组成应用雷同、适应证不够明确、普通读者难以取舍的方剂进行了删节；同时增补了一些实用性强而确有良效的方剂，使本书更精练、更实用。

　　本书是在初版的基础上修订而成，作者精选了500余首中医药治疗骨伤病的特效良方，包括中药内服、外敷、熏洗、食疗，以及简易的经穴疗法与按摩等，既有古今名家的临床效方、验方，也有颇具实效的民间单方、偏方、秘方。在选方上强调择善缀录，有据可考，有验可证，突出"简、便、廉、验"的特色，适合普通家庭和基层医务工作者配方参考，也可供广大医学生和中医药爱好者阅读。

编　者

丁酉年春

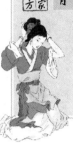

骨伤病千家妙方　巧用千家验方　妙治各科百病

编者的话

古今验方 · 中药方 · 食疗方 · 足浴方 · 贴穴方 · 熏洗方

　　人的一生中，谁都难免遭遇外伤的侵扰，扭筋伤骨是常有的事。稍不留意发生的足踝扭伤、腰扭伤等，相信许多人都曾经历过。睡眠的姿势不良，第二天颈肩部一侧疼痛难忍，那就是落枕。工作性质不同的人，往往会发生颈椎病、胸壁扭挫伤、网球肘等骨伤病。骨伤病的典型症状是疼痛，疼痛会造成人生理、心理上的巨大伤痛和功能障碍，严重影响工作、学习和日常生活。中医治疗骨伤病有着悠久的历史，积累了极为丰富的临床经验，其中许多古今名家验方、民间单方秘方，用在临床实践，疗效十分显著。编者在本书中就选取了常见的 18 种骨伤科病证，搜集了 500 余首特效良方，以飨读者。

　　本书遵循简明、实用的原则，介绍常见骨病、骨损伤及骨关节疾病治疗妙方，并编入预防保健和自我康复常识。本书编写注重科学性、实用性、有效性，文字通俗易懂，简洁明了。本书可操作性强，可供一般家庭参考使用，也可供社区医师、基层骨伤科医生、广大中医药爱好者阅读参考。

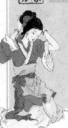

骨伤病千家妙方　巧用千家验方　妙治各科百病

目　录

古今验方 · 中药方 · 食疗方 · 足浴方 · 贴穴方 · 熏洗方

骨肿瘤千家妙方 / 159

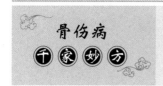

落枕千家妙方

落枕是指颈项部肌肉疼痛、转动不利的一种疾病。其多发生在睡醒后，表现为颈项部疼痛，头歪向一侧，不能侧转，疼痛可向肩背部放散，形成颈、肩、背部的牵掣性疼痛。落枕是颈项部常见的软组织损伤之一，中医称"失枕""失颈"，属于"项强痛"范畴。

关于落枕的病因病机，《素问·举痛论》云："寒气客于背俞之脉则脉泣，脉泣则血虚，血虚则痛，其俞注于心，故相引而痛。"《伤科汇纂·旋台骨》云："有因挫闪及失枕而项强痛者。"其主要病因病机如下。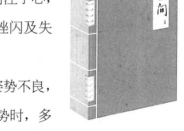

1. 睡眠时枕头过高、过低、过硬，或睡眠时姿势不良，使颈项部肌肉处于持续紧张状态，当调整睡眠姿势时，多发生一侧肌纤维突然紧张收缩导致部分肌纤维撕裂而产生疼痛和功能障碍。

2. 平素缺乏运动，肌筋萎缩，气血亏虚，筋失濡养，风寒湿邪侵袭颈背部经脉，致使局部经脉阻塞，气血凝滞所引起。

3. 颈部各方向的过度活动，或猛力扭转颈项部，致使颈椎小关节紊乱或一侧肌肉撕裂损伤等。

可见，落枕的发生主要由不良姿势、颈部过劳，或颈部肌肉痿软无力，气血亏虚，感受风寒邪气所致。反复发作者，易诱发颈椎病，当及时治疗并注意平时保养。

■ 经验方治落枕

验方 1　葛根汤

◎ 葛根 30 克，菊花、牡丹皮各 15 克，生白芍 24 克，柴胡 12 克，生甘草 9 克。水煎后，用红糖 30 克兑入药汁中，搅拌溶化，一次服下，服后卧床休息 1 小时（以全身稍发汗为度），即可痊愈。

验方 2　参芪葛根汤

◎ 党参、黄芪各 15 克，葛根、蔓荆子各 9 克，白芍、黄柏各 6 克，升麻 4.5 克，炙甘草 3 克，水煎服。一般服药 2～3 剂，可获效。（梁华梓《常见疼痛中医简便诊治》）

验方 3　加味芍甘汤

◎ 赤芍、白芍各 30 克，甘草 12 克，葛根 20 克，木瓜 15 克，防风 10 克，威灵仙 12 克。每日 1 剂，水煎服。功效：祛湿通络。加减：有寒者加桂枝 15 克；病久或外伤者加没药、地龙各 15 克。（《河北中医》1992 年第 2 期）

验方 4　葛根木瓜汤

◎ 葛根 10 克，木瓜 6 克，羌活 5 克，当归 6 克，赤芍 6 克，桃仁 6 克，桂枝 5 克，生草 5 克。水煎早、晚分服。一般一两剂即愈。（《实用中医简便验方》）

■ 舒筋活血治落枕

验方 1　乳香土鳖虫煎

◎ 乳香 10 克，土鳖虫 10 克，水煎服，每日 1 剂。（《新编百病简易疗法》）

验方 2 防风葛根汤

◎ 防风 6 克，川芎 6 克，当归 10 克，葛根 12 克，乳香 9 克，没药 9 克，桃仁 10 克，甘草 6 克。水煎，每日 1 剂，分 2 次服。功效：活血止痛。适用于落枕初期疼痛剧烈者。(《古今特效单验方》)

■ 白芍葛根汤治落枕

◎ 白芍 30 克，葛根 25 克，丹参、白芷各 15 克，防风 12 克，甘草 10 克，升麻 6 克，水煎服。适用于肿痛较重者。(《常见疼痛中医简便诊治》)

■ 刀豆壳汤治颈项紧痛

◎ 刀豆壳 15 克，羌活、防风各 9 克。每日 1 剂，水煎服。功效：疏风通络。(《新中医》1992 年第 11 期)

■ 熏洗法治落枕

◎ 肿痛较重时，可取羌活、独活、苏木、红花各 15 克，川芎、延胡索各 10 克，煎水熏洗患部，每日 1～2 次。或用大茴香 50 克，熬水洗患处，每日 1 次。(《颈肩腰腿痛千家妙方》)

■ 中药外敷治落枕

验方 1 二活细辛热敷方

◎ 羌活 15 克，独活 15 克，细辛 10 克，桑寄生 15 克，威灵仙 15 克，伸筋草 30 克，桂枝 10 克。共为粗末，和匀，装入药袋中，入蒸锅中加热后取出，热敷患处。每次 15 ～ 30 分钟，每日 1 ～ 2 次。(《小病自疗指南》)

验方 2　桂枝防风热敷方

◎　桂枝、防风、威灵仙、五加皮各 15 克，荆芥、细辛、没药各 10 克，水煎湿热敷颈部疼痛处，每日 1 ～ 2 次。(《颈肩腰腿痛千家妙方》)

验方 3　葛根芍药热敷方

◎　葛根 100 克，白芍 50 克，甘草 20 克。用白棉布包好放入锅中，急火煎煮约 30 分钟后取出，温度适宜后趁热将药包外敷于疼痛部位。每次 30 分钟，每日 2 次。(经验方)

验方 4　蒲公英栀子膏

◎　蒲公英 12 克，栀子、没药、土鳖虫各 6 克，乳香 3 克，共研细末，用凡士林调敷痛处，每日更换 1 次。用于落枕肿痛较重时。(《中医治验·偏方秘方大全》)

验方 5　葛根公英老鹳草外敷方

◎　葛根 20 克，蒲公英 20 克，老鹳草 20 克，生姜 12 克。将药物捣烂，调拌白酒，敷贴患处。功效：祛湿散寒止痛。(《中国民间草药方》)

验方 6　葱姜热敷方

◎　葱白、生姜各适量。上药捣烂，炒热，布包敷烫患处，每次 30 分钟，每日 2 ～ 3 次。功效散寒通络。(《常见病中草药外治疗法》)

验方 7　木瓜土鳖虫膏

◎　木瓜、土鳖虫各 60 克，大黄 150 克，蒲公英 60 克，栀子 30 克，乳香、没药各 15 克。共研细末，凡士林调敷患处，每日 1 次，3 天为 1 个疗程。功效：活血利湿通络。(《中医伤科学讲义》)

验方 8　花椒苍耳子散

◎　花椒 30 克，苍耳子 30 克。将上药炒黄，共研细末，香油调涂患处，每日 1 次。

验方 9　水蛭细辛散

◎　水蛭 20 克，细辛 6 克。共研末，醋调涂患处，每日 1 次。

验方 10　白芥子山楂桃仁散

◎　白芥子 30 克，山楂 30 克，桃仁 15 克。共研末，每用 10 ～ 15 克，香油调涂患处，每日 1 次。(《颈肩腰腿痛千家妙方》)

验方 11　木瓜大黄散

◎　木瓜、大黄、土鳖虫、蒲公英、栀子、乳香、没药各 100 克。共研细末，用凡士林调敷患处，每日 1 次，3 次为 1 个疗程。(《中医诊治 100 病》)

验方 12　川草乌樟脑膏

◎　川乌、草乌、樟脑各 100 克，共研细末储备，用时根据疼痛部位，选取相应的药粉，用醋调匀成糊状，均匀地敷于患处，每日 2 次，每次 20 ～ 40 分钟。(《中医诊治 100 病》)

■ 药枕法治落枕

◎　经常反复落枕者，可采用药枕治疗：取黑大豆适量，蒸熟装枕芯，趁热让患者枕之，以患处枕其上，每日不少于 6 小时。

■ 点眼法治落枕

◎ 取煅硼砂置地上露放除毒后研极细末，取药末少许点于眼内角，然后双手搓热后按摩颈项患部，一般 1～3 次可愈。

■ 食疗精方治落枕

验方 1　葛根粳米粥

◎ 葛根 30 克，粳米 60 克，清水适量。将葛根置于砂锅中，加入适量清水煎煮取汁；将粳米淘洗干净后，放入药汁中熬煮成粥即可。每日 1 剂，早、晚空腹各食 1 次。

验方 2　月季花饮

◎ 月季花 5 克，红糖 15 克。将月季花洗净，置锅中，加清水 200 毫升，急火煮沸 5 分钟，滤渣取汁，加红糖，分次饮服。功效：活血消肿止痛。

验方 3　桃仁冬瓜米粥

◎ 桃仁 10 克，冬瓜 20 克，粳米 100 克。桃仁捣烂如泥，用水研汁去渣，与冬瓜、粳米一同置锅中，加清水 200 毫升，急火煮开 3 分钟，改文火煮 30 分钟，成粥，趁热食用。本品行气消肿止痛。

验方 4　黑豆白芷饮

◎ 黑豆 20 克，白芷 20 克，白糖 2 匙。将黑豆、白芷分别洗净，置锅中，加清水 500 毫升，急火煮开 5 分钟，改文火煮 30 分钟，滤渣取汁，加白糖，趁热分次饮用。

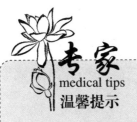

专家
medical tips
温馨提示

适当活动颈部，并配合局部热敷、按摩等以缓解肌肉紧张、痉挛，减轻疼痛。睡眠时选用高低及软硬适宜的枕头，保持端正的睡姿，使颈部处于正常位置。注意保暖，晚上睡觉不要露肩，避免吹风受凉，夏天避免电风扇直吹颈部。选用正红花油、云香精等，在痛处擦揉，每日 2～3 次，有一定效果。伤湿止痛膏、麝香止痛膏外贴颈部痛处，每天更换 1 次，止痛效果理想，孕妇忌用。

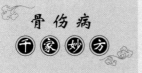

骨伤病
千家妙方

颈椎病千家妙方

颈椎病是由于颈椎间盘退行性改变、颈椎骨质增生以及颈部的急、慢性损伤等原因引起脊柱内、外平衡失调，刺激或压迫颈神经根、椎动脉、脊髓或交感神经而引起颈、肩、臂疼痛伴手指麻木、头痛、眩晕或出现视物模糊、耳鸣，甚至肢体瘫痪等的一组临床综合征。

颈椎病是中老年人常见的一种疾病。中老年人因肝肾不足，气血渐亏，经脉筋肉失养，加之长期低头工作，如誊写、缝纫、刺绣等职业，久劳伤筋；或因颈部外伤，瘀阻气滞；或因感受风寒湿邪，邪入经络，经气受阻而发病。本病属于中医学"项筋急""颈肩痛""眩晕"等范畴。颈椎病一般分为痹证型、眩晕型和瘫痪型进行辨证论治。治疗多采用祛风除湿、活血化瘀和舒筋止痛等法进行论治。

■ 自拟眩晕方治颈椎病

◎ 当归6克，川芎6克，甘草6克，全蝎6克，白芍30克，葛根30克，钩藤30克，威灵仙9克，枳实9克。水煎服，每日1剂。主治：颈椎病，椎-基底动脉供血不足，偏头痛。本方对颈椎病引起的头晕效果尤佳。指征：头晕，顽固性偏头痛。禁忌：低血压、低血糖引起的眩晕，及痰浊中阻引起的眩晕，不宜使用此方。（《方药传真》罗致强教授经验方）

■ 片姜黄治颈椎疼痛

◎ 片姜黄6～9克。用法：研为粗末，水煎去粗渣服，可连服二煎。适用于颈椎病颈项、肩臂疼痛。（中国中医研究院编《常见病验方研究参考资料》）

■ 葛根二藤汤通络止痛

◎ 葛根30～60克，鸡血藤30～60克，钩藤10～30克。水煎服，每日1剂，15天为1个疗程。功效：活血化瘀，宣痹通络，解痉止痛。（《山东中医杂志》1991年第1期）

按：眩晕呕恶，苔白腻加天麻、白术、清半夏、茯苓各10克，苔黄腻加竹茹、橘红、枳实各 10 克；枕部头痛加川芎、羌活各 10 克；颈项痛重加僵蚕 10 克；巅顶痛加藁本 10 克；头晕不清加石菖蒲、菊花各 10 克；双侧头痛加川芎、蔓荆各 10 克；额连目眶痛加白芷 10 克；久痛或有外伤史酌加全蝎 10 克，蜈蚣 1～2 条；背胀痛加羌活、姜黄、白术各 10 克；胸痛及背加丹参 15 克，瓜蒌 30 克，薤白 10 克；手臂麻加桑枝 15～30 克，伸筋草 15～30 克；臂痛不举加土鳖虫、地龙各 10 克；颈椎骨质增生加威灵仙 20 克或炮穿山甲 10～15 克；肢冷畏寒背凉选用桂枝、淫羊藿、肉苁蓉、鹿角霜各 10 克。

■ 蠲痹汤治颈椎病

◎ 羌活、防风、片姜黄各 12 克，当归 10 克，赤芍、炙黄芪各 15 克，炙甘草 8 克。水煎取汁，分早、中、晚 3 次温服，每日 1 剂，连服 20 天为 1 个疗程。功效：益气和营，祛风祛湿，活血止痛。（《四川中医》1994 年第 7 期）

按：若项臂冷痛加制川乌、木香各 10 克，蜈蚣 1 条；剧者再加三七粉 6 克，分 3 次冲服；有头晕目眩者加天麻、钩藤各 10 克；血压偏高者加牛膝、杜仲各 15 克；纳差加山药 15 克，白术 10 克；腹胀者加陈皮 10 克。

■ 除痹逐瘀汤治颈椎病

◎ 当归 15 克，川芎 12 克，红花 9 克，刘寄奴 15 克，姜黄 12 克，路路通 30 克，羌活 9 克，白芷 12 克，威灵仙 12 克，桑枝 30 克，胆南星 9 克，白芥子 9 克。水煎服，每日 1 剂，服 6 剂，停药 1 天，12 天为 1 个疗程。功效：活血化瘀，行气通络，除湿涤痰。适用于颈椎病痰瘀阻络型。（《千家名老中医妙方秘典》）

■ 颈复汤治颈椎病上肢麻木

◎ 当归 15～20 克，赤芍 15～20 克，白芍 30～45 克，川芎 10 克，红花 10 克，桃仁 10 克，桂枝 10～15 克，木瓜 10～15 克，羌活 10 克，葛根 15～20 克，丹参 30 克，陈皮 10 克，甘草 20～30 克。每日 1 剂，水煎 2 次，共 500 毫升，分 2 次服，10 剂为 1 个疗程。功效：祛风通络，活血止痛。适用于神经根型颈椎病引起的上肢麻木。

加减：疼痛者加白芷 10 克，威灵仙 20 克；头晕加石菖蒲 15 克，天麻 10 克。（《山西中医》1994 年第 10 期）

■ 治颈椎病头痛眩晕

◎ 茯苓 20 克，天麻、竹茹各 15 克，枳实、陈皮、半夏、天南星、石菖蒲、浙贝母各 10 克。水煎服，每日 1 剂。功效：除湿通络止痛。适用于颈椎病，眩晕，呕吐。（《湖南中医学院学报》1988 年第 2 期）

■ 华佗眩晕方治"颈筋急"

◎ 当归、白芍、防风、黄芪、党参、麦冬各 15 克，独活、葛根各 30 克，菊花 12 克，天麻 9 克，甘草 3 克。每日 1 剂，水浸 20 分钟，煎沸 25 分钟取汁，两煎取汁混合，分 3 次饭后温服。5 天为 1 个疗程。功效：益气养血，祛风通络，生津舒筋。主治颈椎病。（王汝香《颈椎病专家专诊》）

按：头痛甚者加全蝎 3 克（酒洗焙研末冲服）；痛引背者加桑枝 30 克；心悸、

气短者去防风，改党参、黄芪各 30 克，加酸枣仁、茯神各 12 克；失眠者去防风，加制何首乌 15 克，合欢皮、首乌藤各 30 克；腰痛、耳鸣者去防风，加桑寄生、磁石各 30 克，枸杞子 12 克；四肢关节疼痛者加威灵仙、秦艽等。

■ 中药熏洗方治颈椎病

验方 1　全蝎汤

◎　全蝎、蜈蚣、透骨草、桂枝、没药、虎杖、红花各 15 克。将上述药物加水浸泡，用武火煎开 20 分钟，滤出药汁后熏洗患部，10 次为 1 个疗程。（《辽宁中医杂志》1989 年第 12 期）

验方 2　葛根丹参汤

◎　葛根 40 克，丹参、当归、荆芥、防风、桂枝、桑枝、威灵仙、五加皮各 30 克。水煎熏洗颈肩部，每日 1 次。（《辽宁中医杂志》1990 年第 4 期）

验方 3　葛根山茱萸汤

◎　炒葛根、山茱萸、制附子、杜仲、土鳖虫、桂枝、当归、羌活、独活、鸡血藤、川牛膝、赤芍各 10 克，细辛 3 克，甘草 6 克。上述药水煎内服，药渣加食醋 100 毫升，加热后用布包，置颈部热敷，每日数次。（《河南中医》1994 年第 5 期）

■ 中药外敷方治颈椎病

验方 1　二草千年健散

◎　透骨草、伸筋草、千年健、威灵仙、路路通、荆芥、防风、防己、附子、桂枝、羌活、独活、麻黄、红花各 30 克。诸药共研粗末，分装入长布袋中，每袋 150 克，水煎 20～30 分钟，取出稍凉后热敷颈肩疼痛处，每日 1 次，2 个月为 1 个疗程。此外，亦可取大粒盐 500 克，炒热后洒白酒少许，用布包热敷颈肩部。（《颈肩腰腿痛千家妙方》）

验方 2　姜黄杜麻芎芷糊

◎ 片姜黄 15 克，杜仲、天麻、川芎、白芷各 12 克，乳香、没药、血竭各 10 克，三七、川花椒各 6 克。共研细末，置 150 毫升白酒中微火煮，或用米醋拌成糊状，摊于纱布上，药上撒冰片末少许，敷贴患处，每日更换 1 次。药膏可再调成糊状，连续使用 3～5 次。（《中医治验·偏方秘方大全》）

验方 3　葛根丹参热敷方

◎ 葛根 40 克，丹参、威灵仙、防风、荆芥、桑枝、桂枝、五加皮、当归各 30 克。煎药沸后，用毛巾蘸药水趁热洗敷颈肩部，每次 30～40 分钟，每天 2～3 次。功效：通络活血止痛。适用于颈椎病颈肩麻木疼痛。（《颈肩腰腿痛千家妙方》）

验方 4　威灵热敷方

◎ 威灵仙、五加皮、苍术、乳香、没药、白芷、三棱、莪术、木瓜、细辛、黄柏、大黄、赤芍、红花、冰片各等量，各研细末，调匀，加食盐和黄酒适量，炒至糊状，装入两个棉布袋内，置锅蒸，取出布袋直敷患处，以患者能够承受为度。两袋交替使用，每次 30 分钟左右，早、晚各 1 次，药袋可数次使用。（《百病外治 500 问》）

验方 5　葛根茱萸热敷方

◎ 炒葛根 30～60 克，山茱萸、制附子、杜仲、细辛、土鳖虫各 10 克，桂枝、当归、羌活、独活各 15 克，鸡血藤、川牛膝、赤芍各 30 克，甘草 5 克。瘀血内阻加川芎、制乳香、制没药各 10 克；痰阻经络加姜半夏、炒白术、天麻各 15 克，生龙牡各 30 克。每剂水煎 2 次，取药液 500 毫升左右，分 2 次服。药渣再加食醋 100 毫升，加热用布包好，放在颈项部热敷，每日数次，15 天为 1 个疗程。（《百病外治 500 问》）

■ 涂搽法治颈椎病

验方 1　二仙搽液

◎ 淫羊藿 50 克，威灵仙 50 克，米醋 750 克。上药共煎数沸，离火浸渍备用。用生姜切段蘸药液自上而下擦颈椎及颈椎两旁 1 寸许。颈部要保持药液的湿润，擦至皮肤发红为度。疼痛部位亦可擦，每日 2 次。（《颈肩腰腿痛千家妙方》）

验方 2　骨碎补酒

◎ 骨碎补 20 克，枸杞子 12 克，鸡血藤 30 克，三七 12 克。上药共泡白酒中，涂搽患处。功效：活血通络。适用于颈部肌肉僵痛。（《中国民间草药方》）

验方 3　二灵醋

◎ 淫羊藿、威灵仙各 60 克，米醋 1500 毫升。煎煮后趁热，用大块生姜，切成两半，以切开一端蘸药液自上而下涂搽颈部后面督脉和膀胱经 300 次。每日 1 次。（《中医诊治 100 病》）

验方 4　马钱子川草酊

◎ 制马钱子、川乌、草乌、威灵仙、姜黄、川芎、葛根、川花椒、丁香各 50 克，冰片 20 克。上药用 95% 的酒精浸泡 15 天后，用纱布蘸药水涂搽颈后部，

配合使用四指拍打法，以皮肤发红为度。每日 2 次。(《中医诊治 100 病》)

■ 药枕妙方治颈椎病

验方 1　当归羌活枕

◎ 当归、羌活、藁本、川芎、赤芍、红花、地龙、石菖蒲、灯心草、细辛、桂枝、丹参、防风、川乌、附子、威灵仙、莱菔子各 300 克，乳香、没药各 200 克，冰片 20 克，将上药去除粗梗，共研粗末，制成药枕，供睡卧枕用。每天不可少于 6 小时，使用 3 ～ 6 个月。(《疼痛中药外治奇术大全》)

验方 2　通草白芷枕

◎ 通草 300 克，白芷 100 克，红花 100 克，菊花 200 克，佩兰 100 克，川芎 100 克，桂枝 60 克，厚朴 100 克，石菖蒲 80 克。将这些药混合并加工使之软硬适度，制成药物枕头。(《颈椎病防治疗法 234》)

验方 3　归活通络颈椎枕

◎ 当归、羌活、藁本、制何首乌、黑附子、川芎、红花、地龙、血竭、石菖蒲、灯心草、细辛、桂枝、丹参、防风、莱菔子、威灵仙各 300 克，乳香、没药各 200 克，冰片 20 克。除冰片外，余药共研细末，装入枕芯，令患者枕于头项下，每日使用 6 小时以上，3 个月为 1 个疗程。适用于各型颈椎病。(《中药外用治百病》)

验方 4　侧柏艾叶枕

◎ 侧柏叶、艾叶、野菊花、夏枯草、桑叶、晚蚕沙、绿豆衣、淫羊藿、通草、薄荷、紫苏梗、苍术各适量；另用少许丁香、肉桂、荜茇、冰片、樟脑粉碎混合，另包 1 袋。上药共填枕中，供睡眠枕用，每周用 2 ～ 3 次，5 周为 1 个疗程。此

方对颈椎病所致头痛、肢麻者，尤有良效。（《百病外治500问》）

验方 5　当归羌活枕

◎ 当归、羌活、制川乌、附子、川芎、赤芍、红花、地龙、血竭、石菖蒲、细辛、桂枝、防风、莱菔子、乳香、没药各300克，上药共研细末，加入冰片20克和匀，装入枕芯。每日用6小时以上，3个月为1个疗程。平时注意翻晒，保持干燥。（《中医诊治100病》）

验方 6　桑叶菊花枕

◎ 桑叶、野菊花、夏枯草、艾叶、晚蚕沙、通草、苍术、紫苏叶、绿豆衣、淫羊藿、五加皮、细辛、桂枝、防风各250克，丁香、冰片各30克，上药共研细末，装入枕芯。每日用6小时以上，3个月为1个疗程。平时注意翻晒，保持干燥。（《中医诊治100病》）

■ 食疗妙方治颈椎病

验方 1　葛根五加粥

◎ 葛根、薏苡仁、粳米各50克，刺五加15克。葛根切碎，刺五加先煎取汁，与余料同放锅中，加水适量。武火煮沸，文火熬成粥。可加冰糖适量。随量食用，每日1剂。本粥祛风除湿止痛。适用于风寒湿痹阻型颈椎病，颈项强痛。

验方 2　菊花葛根粥

◎ 菊花15克，葛根50克，冰糖适量。菊花放入锅中加水适量，煎后取汁弃渣。葛根洗净，切成碎粒，粳米洗净一起放锅中加水适量煮粥，加白糖适量。功效：升清降浊，通络止痛。治疗颈椎病头痛项强，视物不清。可辅助治疗各型颈椎病。

验方 3　山丹桃仁粥

◎　山楂 30 克，丹参 15 克，桃仁（去皮）6 克，粳米 50 克。丹参先煎，去渣取汁，再放山楂、桃仁及粳米，加水适量，武火煮沸，文火熬成粥。本粥活血化瘀，通络止痛。适用于气滞血瘀型颈椎病。

验方 4　天麻炖猪脑

◎　天麻 10 克，猪脑 1 具。天麻切碎，与猪脑一并放入炖盅内，加水、食盐各适量，隔水炖熟。每日 1 次，连服 3 ～ 4 次。本方平肝养脑。适用于颈椎病头痛眩晕，肢体麻木不仁。

验方 5　杭菊桃仁粥

◎　杭白菊 20 克，桃仁 15 克，粳米 60 克。先将白菊水煎取液 500 毫升，再把桃仁洗净捣烂如泥，加水研汁去渣，二汁液同粳米煮熟。本方活血养血通络。适用于颈椎病头痛、眩晕。

验方 6　壮骨汤

◎　猪骨（最好是猪尾骨）200 ～ 300 克，杜仲、枸杞子各 12 克，龙眼肉 15 克，牛膝 10 克，淮山药 30 克。原料洗净，猪骨斩碎，共入锅内，加水适量，武火煮沸，文火煎 40 ～ 60 分钟，加适量花生油、食盐、葱、姜等配料，取汤服用。本方补肝肾，强筋骨。适用于肝肾不足型颈椎病。

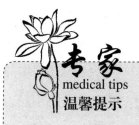

专家
medical tips
温馨提示

颈椎是脊柱中活动度较大，而且十分灵活的部分。

平时麻痹大意和持久的不良姿势，容易引起慢性或急性损伤，从而促进颈椎的退行性改变。随着年龄的不断增长和不良姿势的继续，会导致颈椎病的发生。日常生活中应防止颈部外伤，纠正不良姿势，减缓或杜绝颈椎病的发生。行走时保持抬头挺腰的姿势，不要低头弓背走路，长期从事低头工作的人员，如教育工作者，财会金融人员，办公室文秘人员和科研工作者等，在工作过程中要适当、有间歇、有节奏地调整颈部位置，定期做一些颈部的后伸、旋转动作和扩胸、仰伸和耸肩活动，改善颈部的疲劳状态，防止颈椎病的萌生。睡眠时枕头不适当的高度也会给颈部、颈椎带来压力。平时一定要养成良好的睡眠习惯，严防"落枕"。

特别提醒：对脊髓型颈椎病患者绝对禁止做颈部的旋转复位手法，以免发生严重的不良后果。

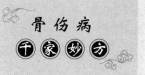

骨伤病
千家妙方

肩关节周围炎千家妙方

肩关节周围炎（简称肩周炎）是肩关节及其周围软组织发生退行性改变所

引起的广泛炎症反应而出现肩痛的慢性疾病。属中医学的"肩痹""肩臂痛"范畴，俗称较多，有"漏肩风""凝结肩""冻结肩""五十肩"等，多发生于50岁以上的中老年人，临床以肩关节及其周围疼痛，功能活动障碍为特征。多因肩部长期过多活动，外伤劳损，以及随着年龄的增长发生退行性改变而引起。中医学认为，人到中年，肾气渐衰，脏腑气血不足，营卫虚弱，血不荣筋，关节失于营养，筋骨衰退，经络空虚；或因汗出当风，夜卧露肩受凉，风寒湿邪乘虚侵袭肩部，寒凝筋膜，经络、筋脉拘急；或劳累闪挫，经脉闭阻，气血不畅，筋屈不伸逐致肩关节周围软组织发生退行性改变，筋肉挛缩拘急失用，而导致肩关节疼痛和活动功能障碍。临床主要有风寒湿痹阻、寒凝血瘀及气血虚损等证候类型。

■ 抗风湿验方治肩周炎

◎　桂枝 10 克，丹参 15 克，赤芍 15 克，秦艽 10 克，威灵仙 15 克，川牛膝 15 克，地龙 10 克，青风藤 15 克，海风藤 15 克，鸡血藤 15 克，没药 5 克。水煎服，每日 1 剂。主治：肩周炎、颈椎病、风湿病、腰腿痛。指征：风湿痹证伴有肝肾不足，瘀血阻络者使用本方必定有效。禁忌：急性风湿热痹不宜。（《方药传真》赵健雄教授经验方）

■ 祛风止痛酒治肩周炎

◎　制川乌 10 克，制草乌 10 克，追地风 10 克，千年健 16 克，全蝎 10 克，蜈蚣 8 条，乌梢蛇 10 克，地龙 10 克，甘草 10 克，白酒 500 毫升，白糖 125 克。

共入瓶中浸泡 10 天。每次 10 毫升，每日 2 次，口服。主治：肩周炎、风湿性关节炎、类风湿关节炎、颈腰椎增生、肌纤维组织炎，产后风湿病。指征：凡关节痛或随天气变化或喜暖怕冷或有畏风感，舌淡胖，苔薄白，脉弦紧细小者，必用该方。禁忌：关节肿痛有明显热象者不宜用。(《方药传真》万政主任医师经验方)

■ 通络止痛治肩周炎

验方 1　白芍蜈蚣散

◎　白芍 200 ～ 300 克，蜈蚣 12 条，姜黄 12 ～ 15 克。共研细末，每日 3 次，每次 12 ～ 15 克。功效：养阴通络止痛。(《浙江中医杂志》1988 年第 11 期)

验方 2　地黄温经汤

◎　熟地黄、鹿角霜各 30 克，桂枝、炮姜、麻黄、白芥子、姜黄、没药、羌活各 10 克，甘草 5 克。水煎服。功效：活血温经，通络止痛。(《山东中医杂志》1979 年第 4 期)

验方 3　桑枝鸡血藤饮

◎　桑枝、鸡血藤各 30 克，丹参、威灵仙各 15 克，桂枝、川芎、橘络、丝瓜络、香附各 12 克。水煎服。功效：活血通络止痛。

验方 4　蠲痹汤

◎　羌活、片姜黄、防风各 10 克，炙黄芪 15 克，当归 12 克，赤芍 12 克，甘草 5 克，生姜 5 片，大枣 5 枚。水煎服。功效：祛风通络，活血止痛。主治：营卫两虚，风寒湿邪乘虚而袭所引起的肩关节周围炎。

验方5 姜黄羌术汤

◎ 姜黄15克，羌活、炒白术各10克，炙甘草5克。寒凝痛甚加桂枝、白芍；湿重加苍术；瘀阻痛如针刺加鸡血藤、炮穿山甲；缠绵不愈加蜈蚣、乌梢蛇，水煎服。（梁华梓《常见疼痛中医简便诊治》）

■ 散寒祛湿治肩周炎

验方1 黄芪桂芍汤

◎ 黄芪30克，桂枝10克，白芍15克，防风10克，当归12克，威灵仙10克，羌活10克，桑枝12克，甘草6克。水煎，每日1剂，分2次服。若痛甚者加乳香9克，没药9克。本方功在补益气血、祛风胜湿散寒，用于肩关节周围炎偏于寒湿证者。适用于寒湿阻滞，患侧肩部疼痛，活动时加剧，甚至不能梳头、穿衣。（侯振民《古今特效单验方》）

验方2 秦艽木瓜酒

◎ 秦艽10克，木瓜20克，全蝎2克，川乌、草乌各10克，红花8克，郁金、川芎、羌活各10克，透骨草、鸡血藤各30克。以上药物浸入60度左右的粮食白酒100毫升中。15天后即可饮用，每晚服用15～30毫升。功效：祛风散寒，养血活血，温经通络。主治：肩关节及周围组织病变而引起肩关节疼痛或活动受限的疾病。加减：苔黄、脉数者，郁金可加至20克，同时可选加徐长卿30克，六月雪15克，忍冬藤20克。（《江苏中医》1990年第8期）

注：糖尿病、痛风症、血脂代射紊乱症、高血压病、冠心病及慢性心功能不全患者忌用本法。大部分患者服用药酒初期均有头晕、口干、易汗等症，一

般数日后可自愈，若上述症状持续存在，可嘱患者吃水果。治疗期间结合功能锻炼。

验方 3　桂枝姜黄汤

◎　桂枝、姜黄、羌活各 15 克，生姜、大枣、甘草各 10 克，白芍、桑枝各 30 克。水煎，每日 1 剂，煎汤 300 毫升，分 3 次服，每次服 100 毫升。功效：祛风散寒除湿，调营卫，利血脉。（《四川中医》1994 年第 6 期）

验方 4　羌活党参防风汤

◎　羌活、党参各 12 克，秦艽、防风、当归、茯苓、白芍各 10 克，黄芪、熟地黄各 15 克，细辛 2 克，蜈蚣 2 条，川芎、炙甘草各 6 克。每日 1 剂，水煎服。功效：益气养阴，散寒祛湿，通络止痛。适用于肩周炎（寒湿痹阻型）。（《新中医》1990 年第 12 期）

■ 益气活血治肩周炎

验方 1　黄芪葛根汤

◎　黄芪、葛根、秦艽各 20 克，三七、当归、防风、山茱萸、伸筋草、桂枝、姜黄各 10 克，甘草 6 克。水煎服。功效：益气活血，通络止痛。主治：肩周炎，疼痛，活动受限，夜间尤甚。（《陕西中医》1988 年第 12 期）

验方 2　黄芪当归仙灵汤

◎　生黄芪、全当归各 30 克，淫羊藿、片姜黄、伸筋草、防风、羌活、白芥子各 9 克。每日 1 剂，水煎服。功效：益气活血，疏风通络。（《浙江中医学院学报》1996 年第 1 期）

验方 3　黄芪桂枝汤

◎ 黄芪 30 克，桂枝、白芍各 10 克，葛根 30 克，片姜黄 10 克，嫩桑枝 10 克，威灵仙 12 克，当归 10 克。每日 1 剂，水煎服。功效：益气通络。(《中医杂志》1986 年第 10 期)

验方 4　山茱萸黄芪葛根汤

◎ 山茱萸 30 克，黄芪 30 克，葛根 12 克，鸡血藤、白芍各 15 克，五加皮、桂枝、炙甘草 10 克，大枣 5 枚。水煎服。功效：补益肝肾，温经止痛。主治：老年性肩周炎。

■ 中药熏洗治肩周炎

验方 1　桂枝防风煎

◎ 桂枝、防风、威灵仙、五加皮各 15 克，荆芥、细辛、没药各 10 克。将药物装入药袋内扎口煎汤，趁热熏洗患肩，每次 30 分钟，同时用药袋热熨患肩，每日 1 ～ 2 次，每剂药可用 3 ～ 5 日。(梁华梓《常见疼痛中医简便诊治》)

验方 2　六枝煎

◎ 桑枝 90 克，槐枝、柏枝各 60 克，柳枝、松枝、艾叶、桂枝各 30 克。水煎去渣，加白酒 50 毫升，熏洗患处。功效：温经通络止痛。(《中国中医骨伤科杂志》1989 年第 1 期)

验方 3　二草红花桂艾煎

◎ 伸筋草、透骨草各 20 克，红花、桂枝、艾叶各 12 克，钩藤、苏木、赤芍、川断、鸡血藤、当归、羌活各 15 克。水煎熏洗，每日 2 ～ 3 次。功效：活血通络，散寒止痛。

验方4　川乌祛风熏洗方

◎ 川乌15克，桂枝15克，防风15克，麻黄15克，赤芍15克，艾叶15克，五加皮15克，威灵仙15克，木通15克，细辛10克，葱、姜各适量。以上12味加水2000毫升，煎沸15分钟，离火，不必过滤，趁热熏患部，待温度40℃时用毛巾擦洗。每次熏洗15～20分钟，每天1～2次，每剂药可洗4～5次。功效：散寒除湿，行气活血，温经通络。适用于肩周炎，症见局部酸胀疼痛、功能障碍等。

■ 中药外敷治肩周炎

验方1　醋调草乌樟脑

◎ 川乌、草乌、樟脑各90克。共研细末，装瓶备用。据疼痛部位大小取药末适量，用老陈醋调成糊状，匀敷压痛点，约0.5厘米厚，外裹纱布，用热水袋敷30分钟，每日1次，连用5～7天为一个疗程。功效：祛风散寒，痛经活络。适用于肩周炎疼痛较重者。

验方2　醋调复方二乌散

◎ 川乌30克，草乌30克，肉桂30克，干姜30克，樟脑30克，赤芍20克，天南星20克，白芷20克，甘松20克，吴茱萸10克，威灵仙50克，细辛30克，川芎15克，玄参15克。以上药打粉，装瓶备用。用时取药粉适量，以高度醋调至糊状，贴敷于肩峰部位，外用伤湿止痛膏固定。每日换药1次，7天为1疗程，肩周炎常在1～2个疗程中治愈。个别皮肤敏感的人会有过敏现象，可嘱其在略痒时即行揭掉。另外对肌肉劳损、关节冷痛、扭伤24小时后此方均适用。

验方3　姜黄二活热敷方

◎　片姜黄15克，羌活15克，独活15克，桂枝15克，秦艽15克，当归15克，海风藤15克，桑枝15克，乳香9克，木香9克，川芎9克。以上11味加水煎取药液2次，放入盆中，放入毛巾2块，将浸满药液的热毛巾稍稍拧干，热敷疼痛点，范围逐渐扩大至整个肩关节周围。毛巾冷即换，交替使用。每次热敷时间不少于30分钟，每日热敷1次。功效：祛风散寒，通络止痛。（《颈肩腰腿痛千家妙方》）

验方4　铁屑醋

◎　铁屑500克，陈醋60毫升。取温水与陈醋混合（比例为3∶2），再与铁屑混匀，装入布袋，敷贴患处。每次15～30分钟，每日1次，12～15次为1个疗程。功效：祛风散寒。适用于风寒型肩周炎。（《中西医结合杂志》1987年第1期）

验方5　吴茱萸热敷方

◎　吴茱萸、薏苡仁、紫苏子、食盐、莸蔚子、莱菔子各30克，共研粗末，炒热，布包热敷患肩，每次30分钟，每日2次，连用5～7日。（梁华梓《常见疼痛中医简便诊治》）

验方6　南星二乌热敷方

◎　天南星、生川乌、生草乌、羌活、苍术、半夏、姜黄各20克，白附子、白芷、乳香、没药各15克，红花、细辛各10克。共研细末，加食醋、蜂蜜、白酒、葱白捣烂，鲜生姜适量，白胡椒30粒研碎，炒热后纱布袋盛装外敷患处。功效：活血通络，散寒止痛。

验方 7　蓖麻杆疗法

◎ 蓖麻杆 30 克，楝根皮 12 克，小茴香 20 克，蒲公英 30 克。捣烂敷贴患处。功效：祛风除湿通络。（《中国民间草药方》）

验方 8　四枝膏

◎ 椿树枝、柳树枝、桑树枝、榆树枝各 20 克。将药物捣烂，调拌白酒，敷贴患处。功效：祛风除湿通络。（《中国民间草药方》）

■ 药枕治肩周炎

验方 1　川芎细辛枕

◎ 川芎、细辛、丹参、羌活、黑附子、乳香、没药、桑枝、桂枝、红花各 200 克。上药分别烘干，共研粗末，装入枕芯，制成药枕。嘱病人枕于颈肩之下。本枕要比一般药枕要长一些。（《中国中医独特疗法大全》）

验方 2　当归羌活枕

◎ 当归、羌治、藁本、炙川乌、黑附子、川芎、赤芍、红花、广地龙、广血竭、灯心草、石菖蒲、桂枝、细辛、紫丹参、莱菔子、威灵仙、防风各 300 克，乳香、没药各 200 克，冰片 20 克。上药除冰片外，一起烘干，共研粗末，兑入冰片，和匀，装入枕芯，制成药枕。嘱病人枕于项下。

■ 偏方食疗治肩周炎

验方 1　蛇肉汤

◎ 乌蛇肉、胡椒、生姜、食盐各适量，炖汤，肉汤同食，每日 2 次。具有补虚、祛风、散寒之效。适用于肩周炎晚期而体虚、风湿阻络者。

验方 2　桑枝鸡汤

◎　老桑枝 60 克，老母鸡 1 只，食盐少许。将桑枝切成小段，与鸡共煮至烂熟汤浓即成，加盐调味，饮汤吃肉。具有祛风湿、通经络、补气血之效。适用于肩周炎慢性期而体虚风湿阻络者。

验方 3　川乌粥

◎　川乌 5 克，粳米 50 克，姜汁约 10 滴，蜂蜜适量。把川乌捣碎，研为极细粉末。先煮粳米，粥快成时加入川乌末，改用小火慢煎，待熟后加入姜汁及蜂蜜，搅匀，稍煮即可。具有祛散寒湿、通利关节、温经止痛之效。适用于肩周炎风湿寒侵袭所致者。

验方 4　白芍桃仁粥

◎　白芍 20 克，桃仁 15 克，粳米 60 克。先将白芍水煎取液，约 500 毫升；再把桃仁去皮尖，捣烂如泥，加水研汁，去渣；用二味汁液同粳米煮为稀粥，即可食用。具有养血化瘀、通络止痛之效。适用于肩周炎晚期瘀血阻络者。

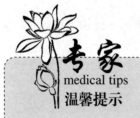

专家
medical tips
温馨提示

本病病程长，疗效慢，故要树立战胜疾病的信心，积极参加各项娱乐活动及功能锻炼，运动范围和运动量须按病情而定。衣着应温暖，特别注意肩部的保暖，勿汗出当风或冷水冲淋，夜卧勿露肩，不要冒雨淋水，夏日不宜用电风扇直吹肩部，以免诱发肩周炎或加重病情。在日常劳动中注意保护双肩，防止外伤和劳损，不宜长时间单手提重物，肩部不宜长时间受压和过度牵拉。平时积极进行体育锻炼，特别注意肩部的活动，做臂上举、外展、旋肩等活动，并可配合肩部和足部肩关节反射区的保健按摩，以保持肩关节的滑利。肩周炎发作时，不能因疼痛而不动，在能忍受的前提下，多进行肩关节各种方向的运动，以减轻粘连。当上肢骨折或肩部软组织损伤后，不要固定过久，防止肩部软组织粘连。

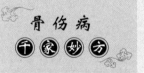

胸壁扭挫伤千家妙方

　　胸壁是由骨性胸廓与软组织两部分组成。软组织主要是指胸部的肌肉组织。由于在搬物等劳动活动时用力不当或该部受到直接暴力挤压冲击，而致胸壁损伤称胸壁扭挫伤，本病多见于青壮年人。

　　1. **胸壁挫伤**　由于胸部受到直接暴力冲击如汽车急刹车时，胸部撞在椅背上或被他人用拳头、棍棒等致伤。损伤后毛细血管出血以及炎症渗出以致损伤局部血肿、水肿、炎症刺激或炎症波及胸膜壁层而出现患部疼痛，呼吸或咳嗽时疼痛加重。

2. **胸壁扭伤**　患者搬抬重物时用力不当，以致胸壁肌肉的扭伤或肋椎关节错缝（肋椎关节由肋骨横突关节与肋骨小头关节所组成），该关节被强而有力的韧带联系固定，在生理的呼吸运动中，活动度较小，故属于微动关节。当发生间接外力扭伤时，可引起肋椎关节的移位，压迫肋间神经而引起的明显的胸壁酸痛，俗称"岔气"。

本病诊断要点：①患者有扭伤或挫伤明显的外伤史。②挫伤时皮下可有瘀血斑，局部有明显肿胀及压痛。③属于扭伤时，胸壁疼痛明显并可产生出放射的肋间神经痛即串痛，吸气时疼痛加重。④疼痛有一定的规律性，如在呼吸、咳嗽抬肩活动上肢时，可使疼痛加重。并且疼痛多从受伤之日始可逐渐加重。4～7天达到高峰，以后疼痛日渐减轻。⑤X线片多无异常改变。

■ 复元活血汤治胸壁扭挫伤

◎　柴胡 12 克，天花粉 12 克，当归 10 克，红花 8 克，生甘草 5 克，炮穿山甲 10 克，大黄（酒浸）12 克，桃仁（酒浸）9 克。用法：除桃仁外，锉如麻豆大，每次 15 克，水 100 毫升，黄酒 100 毫升，同煎至 140 毫升，去滓，乘温热服之，饭前空腹服，以大便通利为度，得利痛减。加减：若疼痛较甚者，可加入乳香 9 克，没药 10 克，延胡索 10 克，三七末 6 克；若气滞甚者，可加入香附 12 克，青皮 8 克，郁金 9 克，川芎 9 克。主治：跌打损伤，瘀血留于胁下，疼痛不已。现代应用：胸胁挫伤、跌打损伤、肋间神经痛、肋软骨炎等属瘀血阻滞者。（《医学发明》）

按：因跌打损伤，致瘀血停滞，使得气机受阻，肝气不舒，胸胁疼痛。本方中柴胡疏理肝气；当归、红花、桃仁、穿山甲祛瘀止痛，消肿散结；大黄、天花粉清热散瘀，生甘草调和诸药。

■ 消肿止痛膏治胸壁扭挫伤

◎ 肉桂6份，制乳香、制没药各5份，土鳖虫5份，生大黄5份，姜黄5份，血竭2份，生川乌、生草乌各2份，冰片1份。用法:按上方比例组成，共研细末，按损伤部位大小，取药末适量，加蜂蜜调制成膏，厚约0.3厘米，外敷患处，然后用绷带固定，每隔24小时换药1次。主治：胸壁扭挫伤。(《中医外治杂志》1996年第1期)

■ 陈氏消肿止痛膏治胸壁扭挫伤

◎ 大黄30克，黄柏30克，乳香、没药、木香、延胡索各15克，川乌、草乌各30克，生天南星、细辛各12克。用法：上药共研成细末，用鸡蛋清调成糊状，外敷患处，绷带包扎固定，24小时换药1次，3次为1个疗程。(《中医外治杂志》1997年第4期，陈保军经验方)

■ 傅氏消肿止痛膏治胸壁扭挫伤

◎ 红花、赤芍、白芷、栀子、桃仁、乳香、没药各15克，大黄30克。用法：诸药共研为细末，用酒或酒精调成糊状，外敷患处，用塑料薄膜包扎，干燥后取下再加酒调敷，反复3～4次后病愈。如未愈，再按上方配药外敷。(《实

用中医外敷验方精选》傅桂梅经验方）

■ 名医秘验方治胸壁扭挫伤

◎ 红花 20 克，桃仁 30 克，大黄 50 克，赤芍 30 克，泽兰 30 克，生蒲黄 30 克，乳香 30 克，当归尾 30 克，黄柏 30 克，栀子 30 克。用法：上药共研为细末，开水、凡士林各半调匀成膏，外敷患处，每日 1 次。如用黄酒调敷更佳。（《当代名医亲献秘验方》）

■ 消瘀止痛膏治胸壁扭挫伤

◎ 木瓜 60 克，栀子 30 克，大黄 150 克，蒲公英 25 克，土鳖虫 30 克，乳香 30 克，没药 30 克。用法：上药共研细末，凡士林调敷于肿痛部位。（《中西医临床疼痛学》）

■ 赤小豆糊治胸壁扭挫伤

◎ 赤小豆粉适量。用法：将赤小豆粉用凉水或蛋清调成糊状，敷于患处，厚 0.2 ～ 1.0 厘米，外用纱布包扎，24 小时后解除。未愈者次日再重敷 1 次。（《浙江中医杂志》1995 年第 6 期）

■ 云南白药治胸壁扭挫伤

◎ 云南白药 1 ～ 2 克。用法：上药用 50% 酒精或 10 ～ 20 克凡士林调成糊状，涂于疼痛或肿胀部，每日换药 1 次，连用 3 ～ 5 日。（《中医外治杂志》1994 年

第 4 期）

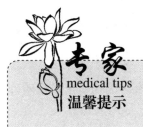

专家
medical tips
温馨提示

患者在治疗期间注意防风寒，伤处要保暖。治疗期间停止从事重体力工作，适当休息。

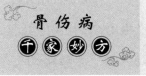

骨伤病
千家妙方

肋软骨炎千家妙方

肋软骨炎多见于青年女性，以胸骨旁肋软骨（以第 2 胸肋关节软骨处多见）非化脓性肿胀疼痛为主要表现，局部轻度隆起但肤色正常。疼痛时，咳嗽、深呼吸及病侧上肢活动时加剧，X 线检查无阳性发现。病程常迁延数月至数年。中医学认为此病属"胸痹""胁痛"范畴，病机为情志不畅、肝郁气滞、风邪侵袭、痹阻经络、气虚血瘀。治以疏肝解郁、补气活血、消肿散瘀止痛之法，如柴胡疏肝散、复元活血汤、补阳还五汤等。中医药内外合治疗效更佳。

■ 柴胡疏肝散治肋软骨炎

◎ 陈皮（醋炒）、柴胡各 6 克，川芎、枳壳（麸炒）、白芍各 4.5 克，甘草

（炙）1.5 克，香附 4.5 克。用法：用水 220 毫升，煎至 180 毫升，空腹时服。功效：疏肝解郁。主治：胁肋疼痛，寒热往来。（《景岳全书》卷五十六）

按：柴胡疏肝散适用于肝气郁结不得疏泄，气郁导致血滞，故见胁肋疼痛诸症。方用四逆散去枳实，加陈皮、枳壳、川芎、香附，增强疏肝行气，活血止痛之效，故服后肝气条达，血脉通畅，痛止而诸症亦除。现代临床用于治疗肋软骨炎有良效。

■ 化瘀止痛汤治肋软骨炎

◎ 生黄芪 12 克，杜仲（盐炒）12 克，紫丹参 12 克，红花 9 克，制乳香、没药各 9 克，广郁金 9 克，蒲公英 15 克，净连翘 9 克，板蓝根 12 克，生山楂 12 克。每日 1 剂，水煎服。功效：益气化瘀，疏肝止痛。主治：肋软骨炎。（《安徽医学》1984 年第 5 期）

■ 三黄散治肋软骨炎

◎ 生大黄、黄连、黄柏各 30 克，乳香、没药各 15 克。共研为细末，加米醋适量调成糊状，每天 1 料，分 2 次外敷患处。功效清热解毒、活血止痛。主治火热毒邪型肋软骨炎。（《百病外治 500 问》）

■ 热敷散治肋软骨炎

◎ 透骨草 30 克，红花、当归、川芎各 15 克，酒大黄、川乌、赤芍、乳香、没药各 10 克。将诸药共研粗末，装入布袋，水煎取汁涂抹患处，并用药袋热敷

患处，冷后加热再敷，每次 30 分钟，每天 2 次，每日 1 剂。(《百病外治 500 问》)

■ 大葱红花膏治肋软骨炎

◎ 生大葱(捣烂和入药末) 30 克，红花 20 克，莪术 15 克，当归 15 克，穿山甲 15 克，乳香 15 克，没药 15 克，桃仁 15 克，全瓜蒌 20 克。用法：上药除大葱外，共研为细末，将生大葱捣烂和入药末，再加适量醋调成糊状，每日 1 剂，分 3 次外敷患处。(《中医外治杂志》1998 年第 3 期)

■ 乳没硝黄散治肋软骨炎

◎ 乳香、没药、大黄、芒硝各等份。用法：分研细末，除芒硝用醋调和外，余皆以白酒调和，分装瓶中备用，用时分别取诸药少许，均匀涂于塑料膜上(或洁净布上)上面撒 1 克左右冰片末，敷于患处，干时以少量白酒浸湿，24 小时换药 1 次。7 日为 1 个疗程，一般 1 ～ 2 个疗程可愈。(《当代名医亲献秘验方》)

■ 巧用中成药治肋软骨炎

验方 1　中华跌打丸

◎ 取本品 2 ～ 3 粒，加白酒或 75% 酒精加热成不流动的糊状物，外敷患处，每日换药 1 次，1 周为 1 个疗程，一般用药 1 个疗程即可获效。

验方 2　云南白药

◎ 取本品 1 ～ 2 克，用 75% 酒精调为稀糊状，外敷患处，外用伤湿止痛膏固定，3 天换药 1 次，一般用药 2 ～ 3 次即可治愈。

验方 3　季德胜蛇药片

◎ 取本品 5 ～ 10 片，研为细末，用 50 ～ 60 度白酒调成糊状外敷患处，每日 3 次，一般用药 1 周后疼痛即可消失。

验方 4　新癀片

◎ 取本品 4 ～ 5 片（疼痛范围大者可用 10 片），研为细末，米醋调为稀糊状，外敷患处，每日换药 1 次，连续 10 天。

验方 5　失笑散

◎ 取生蒲黄、五灵脂各 20 克，共研为细末，加米醋适量调为糊状，每天 1 料，分 2 次外敷患处。功效活血化瘀，适用于肋软骨炎血瘀阻滞型。一般经 5 ～ 7 天肿胀疼痛可全部消失。

验方 6　骨友灵擦剂

◎ 将疼痛处或肿胀处用温开水洗净，以毛刷蘸取本品 3 ～ 4 毫升外涂患处，并用热水袋敷 20 ～ 30 分钟，每日 3 次，一般用药 7 ～ 10 天即可。

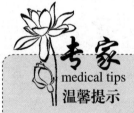

专家
medical tips
温馨提示

为预防本病的发生或复发，要经常开窗通气，保持室内空气新鲜，多参加体育活动，增强自身的抵抗力。天气转凉时，避免感冒。平时注意保暖，防止受寒。身体出汗时不要立即脱衣，以免受风着凉。衣着要松软、干燥、避免潮湿。注意劳逸结合，不要过于劳累。劳动时，注意提高防护意识，搬抬重物姿势要正确，不要用力过猛，提防胸肋软骨、韧带的损伤。

患者一般是对症治疗，症状较重时可适当休息，减少上肢及胸部活动。局部理疗、热敷，可缓解疼痛。

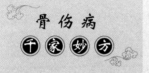

腰椎间盘突出症千家妙方

腰椎间盘突出症是在椎间盘退行性病变的基础上，因负重或脊椎运动，椎间盘受到急性或慢性损伤致纤维环破裂、骨核突出，压迫邻近的神经根而发病。损伤和劳损，尤其是积累性损伤，是引起该病的重要因素。

本病的主要表现为腰痛和一侧下肢放射痛。程度轻重不等，严重者不能久坐久站，翻身转侧困难，咳嗽、喷嚏或大便用力时，因腹内压增高而疼痛加重。下肢放射痛多向一侧沿坐骨神经分布区域放射。腰部各方向活动均受限，尤以后伸和前屈为甚。脊柱姿势的改变有脊柱侧弯、腰椎前凸增大、腰椎曲线变平或倒转 4 种形式，尤以脊柱侧弯最多见，占 80% 以上。中央型髓核突出可见鞍区麻痹。患者感觉患肢不温，怕冷。

检查可见在腰$_{4\sim5}$或腰$_5$骶$_1$间隙、棘突旁有明显压痛，用力按压或叩击痛处时，可引起下肢放射痛。且在巨髎、环跳、委中、阳陵泉、绝骨等穴处常有不同程度的压痛。

直腿抬高试验及加强试验阳性，严重者在 15° 以下。本试验是确诊本病的重要的检查，阳性率可达 90% 以上。屈颈试验阳性。

肌力检查、X 线检查、CT、MRI 检查都有助于本病的明确诊断。

本病属中医学"腰痛"的范畴，中医药治疗有显著疗效。

■ 王春来先生治腰突症经验方

验方 1 腰突消 1 号

◎ 杜仲 20 克，黄芪 15 克，党参 15 克，地龙 10 克，三棱 5 克，莪术 5 克，防风 20 克，泽泻 15 克，车前子 10 克。水煎服，每日 1 剂。主治：湿阻型腰椎间盘突出症。禁忌：阴虚火盛者不宜使用。（《方药传真》王春来主任医师经验方）

按：腰椎间盘突出症压迫神经根者有效，如日久突出物钙化或间盘组织脱落椎管内则考虑手术。本方对疼痛较剧，固定一处者有效。

验方 2 腰突消 2 号

◎ 当归 20 克，川芎 15 克，白芍 20 克，延胡索 15 克，五灵脂 10 克。水煎服，每日 1 剂。主治：腰椎间盘突出症（瘀血型）。舌暗有瘀斑，脉细涩者。禁忌：肺虚内热吐血初止者不宜用，用之可加重出血；脾胃阳虚不宜用，用后可导致腹泻。（《方药传真》王春来主任医师经验方）

按：治疗一阶段无效者或突出物或间盘组织脱落椎管内则考虑手术治疗。

验方 3 独活寄生汤

◎ 独活 15 克，熟地黄 15 克，茯苓 15 克，桑寄生 15 克，白芍 20 克，杜仲 15 克，防风 10 克，当归 15 克，川芎 15 克，细辛 5 克，牛膝 15 克，党参 20 克，肉桂（研末冲服）2 克，甘草 5 克。水煎服，每日 1 剂。主治：腰椎间盘突出症，颈椎病（包括颈椎间盘突出症），慢性关节炎。指征：颈、腰、四肢疼痛，肢节屈伸不利或麻木感，畏寒喜暖，舌淡苔白，脉细弱。禁忌：阴虚内热者禁用。（《方药传真》王春来主任医师经验方）

■ 补肾壮腰治腰椎间盘突出症

验方 1　核归丸

◎ 核桃仁 210 克，黑芝麻 210 克，杜仲 60 克，菟丝子 60 克，当归 60 克，川续断 30 克，木瓜 30 克，延胡索 30 克，骨碎补 45 克，香附 15 克。除核桃仁、黑芝麻外，余药均晒干，碾碎过箩待用；将黑芝麻于碾槽内碾碎，再放入核桃仁一起碾，当归手摸无颗粒时，与过箩的药粉一起倒入盆中，以炼蜜 250 克分数次加入盆中搅拌，反复搓揉成团，再取团块 7 克制成药丸。冬天可瓶装储存，夏天制成蜡丸或用油纸单包装入纸盒放阴凉处。内服：每日 2 次，每次 1 丸，黄酒 20 毫升送下，连服 100 丸为 1 个疗程。功效：活血祛瘀，除湿散寒，舒筋止痛。（《中医骨伤科杂志》1987 年第 3 期）

验方 2　补肾定痛汤

◎ 川芎、金毛狗脊、补骨脂各 12 克，当归 15 克，白芷、牛膝、桂枝、制乳香、没药、菟丝子各 10 克，白芍 20 克。每日 1 ～ 2 剂分 2 ～ 4 次服，12 剂为 1 个疗程。可连续用 4 ～ 6 个疗程。

加减：风湿者加寄生、威灵仙；外伤者加三七、土鳖虫；剧痛加延胡索、

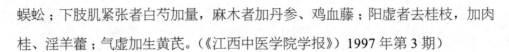

蜈蚣；下肢肌紧张者白芍加量，麻木者加丹参、鸡血藤；阳虚者去桂枝，加肉桂、淫羊藿；气虚加生黄芪。(《江西中医学院学报》)1997年第3期)

验方3　加味阳和汤

◎　熟地黄30克，肉桂6克，麻黄6克，鹿角胶10克，白芥子10克，炮姜10克，酒大黄12克，甘草6克，蜈蚣2条。每日1剂，水煎服，20天为1个疗程。功效：养阴通络。

加减：口干者加黄柏、知母各10克；舌苔厚腻者加茯苓30克，白豆蔻10克；痛剧者加淫羊藿15克，制川乌、制草乌各6克；便溏者去酒大黄。(《中医正骨》1994年第2期)

验方4　熟地山药煎

◎　熟地黄20克，淮山药10克，枣皮6克，枸杞子10克，鹿茸粉0.5克，杜仲、狗脊、续断、当归、鸡血藤、丹参各10克，骨碎补、肉桂各6克。水煎服。适用于虚寒型腰椎间盘突出症。(《湖南中医杂志》1995年第3期)

验方5　海马全蝎汤

◎　海马10克，全蝎3克，牛膝10克，炮穿山甲10克，木瓜15克，蜈蚣2条。每日1剂，清水煎，分2次服，10日为1个疗程，一般治疗3～5个疗程。功效：补肾壮腰，通痹止痛。(刘献祥等《中医骨伤科辨病专方手册》)

验方6　补肾通络汤

◎　熟地黄24克，山药（炒）、枸杞子各12克，杜仲、制附子、制川乌各10克，菟丝子、白芍各30克，川续断、川牛膝各15克，制草乌6克，鹿茸（冲服）1克。将制川乌、草乌、附子先煎30分钟，再将余药加入水煎。每日1剂，清水

煎，分 2 次服。1 个月为 1 个疗程。功效：补肾壮腰、祛风散寒，通络止痛。（刘献祥等《中医骨伤科辨病专方手册》）

验方 7　桑寄生汤

◎　牛膝、川续断、桑寄生各 30 克，木瓜、独活各 15 克，桃仁、红花各 10 克，肉桂 5 克，蜈蚣、全蝎各 2 克。水煎服。每日 1 剂，每日服 2 次。功效：益肾散瘀，蠲痹通络。（《治验百病良方》张存梯经验方）

■ 活血通络治腰椎间盘突出症

验方 1　五虎散

◎　地龙 21 克，土鳖虫、全蝎、乌梢蛇、穿山甲各 9 克。急性发作期用汤剂，每日服 1 剂，早、晚各 1 次；恢复期用散剂，即上方焙干研末，每日服 2 次，每次 3～4 克，白酒兑服。功效：通络止痛。用于治疗腰椎间盘突出症并发坐骨神经痛。（《湖南中医杂志》1989 年第 3 期）

验方 2　地龙六虎散

◎　地龙、蕲蛇各 50 克，土鳖虫、全蝎各 25 克，穿山甲 15 克，蜈蚣 15 条。共研极细面，每次冲服 3 克，每日 2～3 次。1 个月为 1 个疗程。功效：祛风通络。（《颈肩腰腿痛千家妙方》）

验方 3　三虫四物汤

◎　全蝎 10 克，蜈蚣 3 条，乌梢蛇 10 克，当归、白芍、川芎、威灵仙、制乳香、制没药、川牛膝各 15 克，熟地黄、伸筋草各 30 克，甘草 6 克。每日 1 剂，分 2 次水煎服，2 周为 1 个疗程。加减：偏虚寒型加独活 12 克，制川乌 9 克，川羌 10 克，

细辛 6 克；偏于肾亏虚者加杜仲 15 克，狗脊 15 克，川续断 12 克。(《河南中医》1994 年第 6 期)

验方 4　当甘芍药汤

◎　当归 25 克，炒白芍、木通、独活各 15 克，续断、千年健各 25 克，生黄芪 40 克，生甘草 7.5 克，蜈蚣 2 条，胆南星 7.5 克，附子 15 克，炙马钱子 3 克。水煎服，每天 1 剂，服药过程中部分患者腰腿痛加重，腿部肌肉有跳动感可继续用药，3 ～ 7 天这种反应可逐渐消退，30 剂为 1 个疗程。如未达到预期效果可续服中药，服药期间可适当活动，避免卧床休息。功效：温经散寒，通络活血，利湿，补气生血，化痰。注意：严重高血压、心脏病，孕妇忌服。(《辽宁中医杂志》1991 年第 10 期)

验方 5　地龙舒腰汤

◎　地龙 9 克，川芎 9 克，秦艽 9 克，赤芍 9 克，当归 9 克，威灵仙 9 克，川牛膝 9 克，麻黄 3 克，三七末（冲服）4 克，陈皮 6 克。水煎，每日 1 剂，分 2 ～ 3 次温服，14 剂为 1 个疗程。功效：祛风散寒，活血化瘀，通络止痛。

加减：下肢疼痛剧烈者，加制川乌 6 克，独活 9 克；兼有游走窜痛者加木瓜 6 克，防己 9 克；下肢麻木者加土鳖虫 9 克，蜈蚣 2 条；夜寐不安者加合欢皮 9 克，远志 9 克，茯苓 9 克；胃脘胀闷纳呆者加生山楂 9 克，佛手 9 克，鸡内金 9 克。(《山东中医杂志》1995 年第 5 期)

验方 6　定痛和营汤

◎　当归 9 克，赤芍 9 克，川芎 6 克，生地黄 9 克，朱砂 6 克，红花 3 克，三七 6 克，枳壳 6 克，大黄 6 克，制乳香 3 克，制没药 3 克，砂仁 4.5 克，琥珀

3 克，血竭 6 克，苏木 6 克，甘草 3 克，淮牛膝 9 克。适用于腰椎间盘突出症急性期。

加减：春季加泽泻 6 克，续断 9 克，甘草 3 克，酒水各半煎服；夏季加泽泻 9 克，麦冬 9 克，天冬 6 克，水煎服；秋季加黄芩 6 克，五味子 9 克，酒水各半煎服；冬季加补骨脂 9 克，续断 9 克，紫苏梗 6 克，水酒各半煎服。（《颈肩腰腿痛自我康复》）

验方 7　灵仙三虫汤

◎　杜仲、威灵仙各 20 克，丹参、续断各 15 克，乳香、没药、全蝎、牛膝、炮穿山甲、土鳖虫各 10 克，蜈蚣 3 条，生甘草 7 克。每日 1 剂水煎服，10 日为 1 个疗程。

加减：若夹风寒湿邪加细辛、独活、制川乌；体虚、慢性劳损及反复发病加当归、川芎、党参。（《安徽中医学院学报》1996 年第 4 期）

验方 8　白芍丹参汤

◎　生白芍、丹参、鸡血藤各 20 克，生地黄 15 克，秦艽 12 克，桂枝、牛膝各 9 克，伸筋草、茯苓、泽泻各 12 克，香附 10 克，甘草 6 克。每日 1 剂，水煎服。功效：活血祛湿，通络止痛。（《辽宁中医杂志》1994 年第 12 期）

验方 9　化瘀活络汤

◎　牛膝 30 克，川续断 30 克，桃仁 15 克，全蝎 15 克，制乳香 10 克，制没药 10 克，白芍 30 ～ 60 克，伸筋草 10 克，威灵仙 10 克，鸡血藤 10 克，甘草 15 ～ 30 克。将药加水 500 毫升，煎至 300 毫升，每日 1 剂，分早、中、晚 3 次温服。（《颈肩腰腿痛千家妙方》）

验方 10　展筋丹

◎　全蝎 60 克，炮穿山甲 60 克，地龙 60 克，制马钱子 60 克，蜈蚣 40 克，白芥子 40 克，蕲蛇 20 克组成。将药制成细粉，装入"0"号胶囊中，每次服 8 粒，每天分早、中、晚 3 次温水冲服。(《现代名中医骨科绝技》)

验方 11　活瘀舒筋汤

◎　桂枝 15 克，赤芍 15 克，丹参 15 克，元胡 10 克，当归 10 克，鸡血藤 15 克，伸筋草 15 克，刘寄奴 15 克，续断 15 克，桑寄生 15 克，王不留行 15 克，川乌 6 克，草乌 6 克。水煎服，每日 1 剂。本方具有活血舒筋、通络止痛的作用，主治腰椎间盘突出症经牵引复位后的神经压迫症状。(《腰腿痛、腰椎间盘突出症防治 200 问》)

验方 12　腰痛康复散

◎　羌活、防风、秦艽、川续断、狗脊、海风藤、骨碎补、杜仲、红花、莱菔子、郁金、五灵脂、当归、白芍、鸡血藤、延胡索、淫羊藿、熟地黄各 400 克，桂枝、牛膝、川芎各 300 克，制马钱子、乳香、没药、三七、肉苁蓉各 250 克，血竭 200 克，桑寄生 350 克，威灵仙 500 克。研末，每次 5～10 克，每日 3 次，饭后 20 分钟黄酒送服。(《中医药学报》1995 年第 3 期)

验方 13　化瘀舒筋汤

◎　怀牛膝 40 克，伸筋草、续断各 30 克，白芍、独活各 30～60 克，土鳖虫、没药、秦艽、甘草各 15 克，血竭（研冲）2 克，木瓜 20 克。每日 1 剂，清水煎，分 2 次服，2 周为 1 个疗程。功效：补肝肾、强腰脊、化瘀通络。(《中医骨伤科辨病专方手册》)

验方 14　加味郁金汤

◎　郁金、穿山甲、白芍、牛膝各 25 克，三棱、莪术、杜仲各 20 克，木香、僵蚕各 15 克。每日 1 剂，水煎，早、晚分服，15 日为 1 个疗程，功效：活血化瘀，舒筋通络，行气止痛。

加减：血瘀型加鸡血藤、赤芍、红花；寒湿型加附子、骨碎补；肝肾亏虚型加熟地黄、山茱萸。（《中医骨伤科辨病专方手册》）

验方 15　腰痛汤

◎　川芎、当归、赤芍、桃仁、红花、鸡血藤、乳香、没药、五灵脂、香附、茯苓、枳实、泽泻、郁金、制草乌各 1 克，三七粉（冲服）1.5 克。水煎服。每日 1 剂，日服 2 次。功效：理气散瘀，温经通络。（《中医杂志》1985 年第 7 期）

验方 16　止痛散

◎　乌梢蛇、土鳖虫、蜈蚣、全蝎、延胡索各 15 克，细辛 9 克。上药共研细末，储瓶备用。每次 3～5 克，每日 2 次，白酒或温开水送服。功效：化瘀，通络，止痛。主治：腰椎间盘突出症疼痛明显者。临床应用 20 余年，治验甚多，疗效显著，止痛有效率达 100%。（《临床验方集》程爵棠经验方）

验方 17　腰突汤

◎　麻黄 20 克，桂枝 30 克，乳香 50 克，没药 50 克，制马钱子 60 克，土鳖虫 40 克，蜈蚣 40 克，全蝎 40 克，僵蚕 45 克，红花 45 克，桃仁 45 克，威灵仙 30 克，苍术 35 克，生甘草 35 克。将上药共研极细末，装入胶囊，每粒重 0.25 克。每服 3～4 粒，于睡前 1 小时服药 1 次，以黄酒兑少量白开水送服。首周服用 3～4 粒 / 日，无明显反应，增加至 5～6 粒，最多不超过 7 粒。1 个月为

1 个疗程。如疗效不显著，可停药 5 天，继服下 1 个疗程。功效：活血化瘀，温经散寒，通络止痛。（《治验百病良方》）

验方 18　回纳方

◎　生白芍、丹参、鸡血藤各 20 克，生地黄 15 克，秦艽 12 克，桂枝、牛膝各 9 克，伸筋草、茯苓、泽泻各 12 克，香附 10 克，甘草 6 克。每日 1 剂，早、晚各 1 次，水煎服。服药前 5 天减少负重活动。（《辽宁中医杂志》1994 年第 12 期）

验方 19　舒筋活血汤

◎　青皮 6 克，荆芥 6 克，红花 6 克，枳壳 6 克，三七 6 克，羌活 9 克，防风 9 克，牛膝 9 克，杜仲 9 克，独活 9 克，归尾 9 克，川续断 9 克，五加皮 9 克，乌药 9 克，延胡索 9 克，丹参 12 克，金毛狗脊 12 克。上药加水煎煮 2 次，取药汁混合，每日分 2 次饮服。适用于腰椎间盘突出症，属瘀血型腰痛及下肢疼痛麻木，酸胀，痛有定处。一般服 2 个月愈。（《中华中医骨伤科杂志》1988 年第 2 期）

■ 散寒除湿治腰椎间盘突出症

验方 1　麻黄二活汤

◎　麻黄 3 克，羌活、独活、秦艽、赤芍、牛膝、陈皮各 5 克，防风、防己、威灵仙、木瓜、地龙、鸡血藤、川芎各 9 克，三七末 2 克。每日 1 剂，水煎服。功效：疏风散寒，通络止痛。适用于腰椎间盘突出症急性期（风寒型）。（《中医骨伤》）1993 年第 4 期）

验方 2　祛风通络汤

◎ 防风、独活、秦艽、赤芍、川芎、陈皮各 5 克，全当归、威灵仙、五加皮、牛膝、防己、桑寄生、续断、炒杜仲各 9 克。每日 1 剂，水煎服。功效:祛湿通络，养血活血。适用于腰椎间盘突出症缓解期。(《中医骨伤》1993 年第 4 期)

验方 3　麻黄秦艽汤

◎ 麻黄 3 克，秦艽、赤芍、当归、川芎、地龙、威灵仙、川牛膝各 9 克，三七末 4 克（分 2 次用中药汤剂冲服），陈皮 6 克。每日 1 剂，水煎服。功效：散寒通络，活血止痛。

加减：下肢疼痛剧烈者加制川乌 6 克，独活 9 克；游走窜痛者加木瓜、防己各 9 克；下肢麻木者，加土鳖虫 9 克，蜈蚣 2 条；夜寐不安者加合欢皮、远志、茯苓各 9 克；胃脘胀闷纳呆者，加生山楂、佛手、鸡内金各 9 克。(《山东中医杂志》1995 年第 5 期)

验方 4　附子二乌汤

◎ 熟附子 20 克，制川乌、制草乌各 12 克，麻黄 12 克，黄芪 60 克，白芍 30 克，甘草 15 克。每日 1 剂，水煎服。功效：散寒止痛通络。适用于腰椎间盘突出症急性发作期。(《河北中医》1992 年第 2 期)

验方 5　附子二乌黄芪汤

◎ 熟附子 15 克，制川乌、制草乌各 9 克，黄芪 60 克，白芍 30 克，甘草 15 克，杜仲、川续断、枸杞子各 15 克，桑寄生 30 克，淫羊藿、当归各 12 克。每日 1 剂，水煎服。功效：温经益骨，养血和络。腰椎间盘突出症（慢性迁延期）。(《河北中医》1992 年第 2 期)

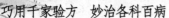

验方6 增效乌头汤

◎ 制川乌15～20克，制草乌15～20克，熟附子15～20克（前三味先煎1小时），麻黄15～20克，当归15～20克，炙甘草15～20克，桂枝30克，黄芪30克，细辛6克，白芍30克，木瓜30克，红花12克，蜂蜜30～50毫升。水煎服，每日1剂，煎两次取汁600毫升，混合分2～3次温服。功效：温经散寒，通络止痛。

加减：畏寒重，局部凉甚者加干姜15～20克；肢体拘急者加地龙15～30克；肢体沉重、苔腻湿盛者加苍术30克，薏苡仁30克，茯苓30克；有化热征象，体温偏高，苔黄腻或血沉加快者加知母20克，黄柏10～15克，地骨皮15克。（《河北中医》1995年第1期）

验方7 利湿祛瘀汤

◎ 苍白术15克，黄柏15克，川牛膝15克，防己15克，川萆薢30克，薏苡仁30克，丹参15克，泽兰15克，赤芍15克，枳壳10克，甘草6克。水煎内服，每日1剂，分2次服。功效：利湿消肿，活血祛瘀。

加减：腰痛重者加延胡索10克，三七末3克；下肢疼痛甚者加独活12克，威灵仙12克；湿热重者加络石藤30克，桑枝30克；若病程较长者酌加牛大力30克，千斤拔30克。

注意：治疗期间卧硬板床休息，勿劳累，避免剧烈运动及弯腰动作。（《河南中医药学刊》1998年第7期）

验方8 独活寄生汤加味方

◎ 独活15克，防风9克，细辛6克，秦艽10克，桑寄生24克，杜仲15克，牛膝 15 克，肉桂 9 克，当归 9 克，川芎 9 克，芍药 30 克，生地黄 18 克，茯苓 15 克，全蝎 10 克，蜈蚣 3 条。

加减：①气滞血瘀型：独活寄生汤加全蝎 10 克，蜈蚣 3 条，姜黄 10 克，延胡索 15 克，泽兰 10 克，槟榔 12 克，枳壳 10 克。②风寒湿痹型：独活寄生汤加蜈蚣 3 条，全蝎 10 克，附子 30 克（先煎 2 小时）。③肾虚型：独活寄生汤加全蝎 10 克，蜈蚣 3 条，肉苁蓉 10 克，菟丝子 15 克，狗脊 15 克，附子 30 克（开水先煎 2 小时）。④术后瘀阻型：独活寄生汤加全蝎 10 克，蜈蚣 3 条，泽兰 10 克，丹参 15 克，玄参 10 克。

用法：取蜈蚣 3 条，全蝎 10 克置瓦片上焙枯研细为末，兑入煎好的上述药汁中，分 3 次服完。(《云南中医杂志》1992 年第 5 期)

验方 9　地乌灵活汤

◎　生地黄 100 克，制川乌 9 克，威灵仙 9 克，蚕沙 15 克，秦艽 15 克，乌梢蛇 6 克，怀牛膝 9 克，豨莶草 15 克，五加皮 15 克，独活 9 克。每日 1 剂，20 天为 1 个疗程。功效：补肝益肾，祛风散寒。

加减：行痹加防风 10 克，桂枝 10 克；痛痹加细辛 15 克，乳香 9 克，没药 9 克；着痹加薏苡仁 15 克，茯苓 15 克；热痹加知母、黄柏各 9 克，白芍 15 克。病在上者酌加羌活 12 克，桑枝 30 克。病在下者酌加防己 15 克，木通 20 克。(《河南中医药学刊》1998 年第 7 期)

验方 10　当归附片汤

◎　当归 25 克，川续断 25 克，千年健 25 克，附子 15 克，炒白芍 15 克，木通 15 克，独活 15 克，生黄芪 40 克，生甘草 7.5 克，制天南星 7.5 克，蜈蚣 2

条，炙马钱子 3 克。水煎，每日 1 剂，分 2～3 次温服。30 剂为 1 个疗程。功效：温经活血，通络止痛。

注意：服药过程中部分患者腰腿痛加重，腿部肌肉有跳动感可续服药，3～7 天或以后反应逐渐消失。服药期间可适当活动，避免完全卧床休息，严重高血压、心脏病、孕妇忌服。（《辽宁中医杂志》1991 年第 10 期）

验方 11　蠲痹通络汤

◎　独活 10 克，秦艽 10 克，防己 10 克，五加皮 10 克，川芎 10 克，川草乌 10 克，威灵仙 15 克，川续断 15 克，桑寄生 20 克，川牛膝 20 克，细辛 3 克。上药加水 500 毫升，煎至 300 毫升，每日 1 剂，分早、中、晚 3 次温服，1 个月为 1 个疗程，一般服用 1～2 个疗程。（《现代名中医骨科绝技》王真经验方）

验方 12　加味阳和汤

◎　熟地黄 30 克，鹿角霜、土鳖虫各 10 克，炮姜炭、肉桂各 6 克，麻黄 4 克，白芥子 8 克，黄芪 20 克，蜈蚣 1 条，生甘草 5 克。每日 1 剂，水煎服，症状体征控制后，5 日 1 剂。

加减：痛剧者加制乳香、制没药、地龙；腰痛者加威灵仙、牛膝、续断；腿痛甚者加木瓜、独活；偏于寒加附子、当归；偏于湿加薏苡仁、炒苍术、茯苓；肾虚加杜仲、桑寄生、狗脊。（《安徽中医学院学报》1994 年第 1 期）

■ 补气养血治腰椎间盘突出症

验方 1　间盘扶正丸

◎　红参 60 克，三七 30 克，红花 30 克，土鳖虫 20 克，血竭 8 克，麝香 2

克,乳香 150 克,没药 150 克。上药研末,炼蜜为丸,每丸 9 克。每日 2 次,早、晚各 1 丸,1 个月为 1 个疗程。功效:益气活血,通调经脉。(《颈肩腰腿痛千家妙方》)

验方 2　归芪芍草汤

◎　黄芪 20 克,白芍 30 克,当归、甘草、杜仲、炮穿山甲、牛膝各 15 克,蕲蛇 1 条。每日 1 剂,1 碗半水加 1 碗半米酒煎成大半碗,复煎 1 次,早、晚分服。(《新中医》1994 年第 7 期)

■ 简便验方治腰椎间盘突出症

验方 1　杜仲酒

◎　杜仲 12 克炒焦,研末,热黄酒 120 毫升共调,分 3 次内服。或杜仲 30 克,同猪腰 1 对加水煮沸后再煮 30 分钟,然后去杜仲,吃猪腰并喝汤,每日 1 剂,一般服 7 ～ 10 剂。

验方 2　香附散

◎　生香附适量,研成粉末。用法:冷开水冲服,每次 4 克,每日 3 次,不宜水煎,以免影响疗效。用于腰腿痛属实证、寒证者。

验方 3　海马酒

◎　海马 50 克,焙干研末,40 度白酒 500 毫升浸泡 24 小时以上,每日服10 毫升,15 天为 1 个疗程。

■ 中药外敷治腰椎间盘突出症

验方 1　腰康灵

◎ 猪肾 4 具，以猪油炸枯研末；麝香 0.1 克，樟脑 2.0 克，葱白 8 克。将上述药物倒入木臼内捣极匀，加蜂蜜少许调成糟状，敷于肿痛最明显部位，然后用油纸包扎，覆盖敷料固定；药量多少视情况而定，每次敷药 24 小时除去。（《百病外治 500 问》）

验方 2　当归川椒外敷散

◎ 当归、川花椒、续断、防风、木瓜、羌活、红花、白芷、乳香、没药、透骨草、黄柏、茄根各 50 克。碾末，加白酒、食盐各 100 克拌匀，分装 3 个袋蒸透，外敷患处，每日 1 ～ 2 小时，20 日为 1 个疗程。（《中医药学报》1995 年第 3 期）

验方 3　续断红花膏

◎ 川续断、红花、生大黄、栀子、乳香、没药、赤芍、白芷各 20 克，桃仁、芙蓉叶各 15 克，共研细末和匀备用。使用时取适量药末用 75% 酒精调成糊状，直接敷患处，2 ～ 3 天更换 1 次。（《中药外用治百病》）

验方 4　伸筋透骨散

◎ 伸筋草 20 克，透骨草 20 克，路路通 20 克，当归 20 克，红花 10 克，独活 15 克，白芷 15 克，乳香 10 克，没药 10 克，外敷用。将上药磨为粗粉，加适量白酒，以将上药浸潮润为度（约合 60 克），缝入方形纱布袋内，在锅内蒸 40 分钟，取出后热敷于腰椎患处。为防药冷，温度降低可在药上加盖暖水袋以保持温度稳定，时间长久则效果更佳。全方符合温经通络，舒筋活血，止痛的功能，经临床长期应用，效果甚佳。(《急诊中医良方》)

验方5　骨碎补乳没膏

◎ 骨碎补20克，乳香、没药、杜仲各12克，麻黄、自然铜各10克，马钱子、生草乌、生川乌各6克。上药研成细末，凡士林调制成膏备用。取适量敷贴患处，每日1次，10日为1个疗程。(《颈肩腰腿痛千家妙方》)

验方6　石楠藤复方

◎ 石楠藤150克，当归、狗脊各120克，骨碎补、桑寄生、透骨草、伸筋草、五加皮、丹参、牛膝、苍术、桂枝、木瓜各100克，寻骨风、千年健、威灵仙、羌活、秦艽、防风、红花各50克，制川乌、制草乌各30克。共研粗粉，加米醋适量炒热，分装2个药袋，轮换热敷患处，冷后炒热再敷，每次30分钟，每日3～4次，每剂药可用4日。(《常见疼痛中医简便诊治》)

验方7　二乌当归酒

◎ 川乌、草乌、当归、川芎、红花、莪术、干姜、甘草、桑寄生、马钱子各30克。共置于50%酒精1000毫升中，密封浸泡24小时后，取药液涂于患处，然后以1000W白炽灯置离患部50厘米处，垂直照射烘烤20～25分钟，每日1次，12次为1个疗程。(《常见疼痛中医简便诊治》)

验方8　山甲海马膏

◎ 穿山甲6克，海马10克，五灵脂12克，王不留行12克，木香10克。上药共研细末，用蛋清拌成膏，敷贴患处。功效：活血通络。

■ 热熨法治腰椎间盘突出症

验方1　电热药垫药方

◎ 生马钱子30克，生川乌50克，川花椒、羌活、独活、桂枝、白芷、当归、香附、狗脊、续断、威灵仙、红花各60克，透骨草、络石藤各100克。将上药混合研末，装入40厘米×80厘米的细布袋中，将药末摊平，缝成厚约1厘米的垫子，治疗时将药垫放置于一般家用电热毯之上，利用电热毯将药垫加热，患者可平躺于药垫之上。时间不限，15天为1个疗程。每个药垫可用3个疗程。（《百病外治500问》）

验方2　药酒热熨方

◎ 红花、莪术、当归、川芎、川乌、草乌、马钱子、桑寄生、干姜、甘草各30克。用50%酒精800毫升均匀浸润上药，密封24小时后，再以渗漉法取药液500毫升备用。施治时先以药液涂在患处，取功率为1000瓦的白炽灯置54厘米处垂直辐射20～25分钟，每日1次，12～18次为1个疗程。疗程间隔1～2周。（《颈肩腰腿痛千家妙方》）

验方3　生铁末热熨方

◎ 纯生铁末500克，食盐水60～70毫升。上述药物混匀浸泡后装入布袋，以棉垫或毛巾包好已发热的药袋敷熨患处，每次15～30分钟，每日1次，12～15次为1个疗程。适用于肾虚型及风寒痹阻型腰椎间盘突出症。（《当代中药外治临床大全》）

■ 中药熏蒸治腰椎间盘突出症

验方 1　二活灵筋汤

◎　羌活、独活、威灵仙、伸筋草、透骨草、桑寄生、赤芍、川芎、红花各 30 克，川草乌 24 克，苏木 15 克，络石藤 30 克，土鳖虫 24 克，川续断 30 克，肉桂 24 克。水煎熏蒸腰部，每次 40 分钟，每日 1 次。功效：疏风胜湿，活血通络止痛。（《中医外治杂志》1995 年第 2 期）

验方 2　苏木两活方

◎　苏木 50 克，羌活 30 克，独活 30 克，威灵仙 30 克，伸筋草 30 克，透骨草 30 克，桑寄生 30 克，赤芍 30 克，川芎 30 克，红花 30 克，络石藤 30 克，川续断 30 克，川乌 24 克，草乌 24 克，土鳖虫 24 克，肉桂 24 克。上药纱布包好放入熏蒸牵引两用床电热锅内，加热 50 ～ 70℃（随患者耐受度而调节），嘱患者仰卧于床上，令暴露的腰部覆于电热锅上口，用牵引带束于胸部经两腋前向上固定于床头，另一牵引带固定骨盆处，通过牵引器向下持续牵引，牵引重量为 35 ～ 50 千克，时间 40 分钟，治疗后卧床休息 20 分钟，每日 1 次，6 次为 1 个疗程。功效：温经散寒，祛风除湿，活血通络，强筋壮骨。（《中医外治杂志》1985 第 2 期）

验方 3　红花透骨煎

◎　红花、透骨草、刘寄奴、土鳖虫、秦艽、荜茇、川芎、艾叶各 10 克。上述药物加水置于功率 700W 的电炉上加温，并将其放在治疗床下，相距治疗洞口（直径 25 厘米）20 ～ 50 厘米。患者卧于治疗床上接受蒸气熏蒸，每次 30 分钟，

每日 1 次，6 次为 1 个疗程。主治各型腰椎间盘突出症。(《当代中药外治临床大全》)

■ 中药熏洗治腰椎间盘突出症

验方 1 舒筋定痛汤

◎ 伸筋草 15 克，透骨草 15 克，五加皮 15 克，三棱 12 克，莪术 12 克，海桐皮 12 克，牛膝 10 克，木瓜 10 克，红花 10 克，苏木 10 克。上药加水 2000 毫升煎煮，去渣，加入少量白酒乘热熏洗患处。每日 2 次，每次 10 分钟左右。

验方 2 草红花酒

◎ 粮食白酒 500 毫升，草红花 25 克，浸泡 10 小时后用以擦洗患部，每次 10 分钟左右，每日数次。

■ 药酒外擦治腰椎间盘突出症

◎ 熟附子、巴戟天、肉苁蓉、乌梢蛇、川花椒各 15 克，熟地黄、桂枝、陈皮各 12 克，蜈蚣 4 条，上药用黄酒浸泡 2 个月左右备用。每日 1 次，用棉球擦腰腿部，每次 10～15 分钟，以局部擦红为度。(《家庭中医药 1000 问》)

■ 腰带法治腰椎间盘突出症

◎ 藁本、续断、苏木各 30 克，防风、白芷、附子、川乌、草乌各 20 克，金毛狗脊、独活各 45 克。上述药物共研细末，用棉布制成棉布带，将药粉铺在其中，日夜围在腰部。功效：补肾壮腰，散寒止痛。适用于肾虚型及风寒痹阻型腰椎间盘突出症。(《颈肩腰腿痛千家妙方》)

■ 局部浸浴治腰椎间盘突出症

◎ 老鹳草 30 克，鹿衔草 30 克，透骨草 30 克，伸筋草 30 克，食盐 10 克，水煎，局部浸浴，每日 1 次。或用皂荚 100 克，生姜 100 克，酒浸，擦浴局部，每日 1 次。

■ 盐疗治腰椎间盘突出症

◎ 先在浴缸中放入适量温水，水中撒上一小撮盐，浸湿全身后开始施治。用一把盐在腰痛部位进行仔细按摩，约 3 分钟；再用盐擦一遍全身，然后用盐再擦腰部并按摩；最后用清水将全身洗净。每次约 10 分钟。

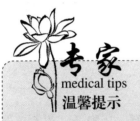

专家 medical tips 温馨提示

急性期及时进行牵引、推拿治疗后应卧硬板床休息，避免受凉，平时要束宽腰带或围护腰保护腰部。疼痛缓解后，进行腰背肌锻炼对本病的恢复十分有益，应坚持锻炼，以增强腰力，巩固疗效。从事重体力劳动及腰部剧烈运动者，应加强腰部保护，纠正不良的劳动姿势，并尽量避免长时间弯腰工作，需长时间弯腰工作的劳动者，最好更换工种，以免引起腰椎间盘突出症加重或复发。

骨伤病千家妙方　急性腰扭伤千家妙方

急性腰扭伤，俗称"闪腰"或"闪腰岔气"。临床以扭伤者多见，多发生于青壮年男性和体力劳动者，原因主要是跌仆闪挫，负重及强力扭转伤筋而发病。肾虚的人，更容易引起腰部扭伤。此外，风寒湿邪侵犯腰部，可成为急性腰扭伤的间接原因。

急性腰扭伤后立即出现剧烈疼痛，疼痛为持续性，休息后减轻但不消除，咳嗽、喷嚏、用力大便时可使疼痛加剧，腰不能挺直，行动困难，患者用两手撑腰，借以防止因活动而发生剧烈的疼痛。严重者卧床难起，辗转困难。检查时，可见腰部僵硬，俯仰和侧转活动受限。

■ 内伤膏治急性腰扭伤

◎ 羌活、麻黄、当归各50克，公丁香100克，独活、生附子、苍术、草乌各20克，升麻、半夏、川乌、白芷、姜皮、桂枝、石菖蒲各50克。制法：上药用香油1500毫升浸泡7日熬枯去渣，炼至滴水成珠，下黄丹300克，搅匀待冷，将肉桂、乳香、没药、大黄、青皮各30克研细粉加入和匀备用。外敷患处。功效：祛风除湿，温经散寒，活血化瘀，通络止痛。屡用效佳。（《疡医大全》）

■ 解痉汤加味治急性腰扭伤

◎ 白龙须 15～20 克，钩藤根 15 克，当归尾 15 克，紫丹参 20 克，制乳没各 6～10 克，延胡索 12 克，白芍 35 克，炙甘草 20 克，伸筋草 15 克，生麻黄 3 克，熟地黄 18 克，草红花 3 克，川续断 12 克，香附 10 克。用法：水煎服，每日 1 剂，日服 2 次。功效：行气活血，舒筋解痉。主治：急性腰扭伤属气血阻滞，腰络不通者。（岳阳市交通医院姜佐柏主任医师经验方）

■ 行气活血治腰扭伤

验方 1　大黄槟榔煎

◎ 大黄 30 克，槟榔 15 克，生姜 10 克，水煎服，每日 1 剂。（《颈肩腰腿痛千家妙方》廖少波经验方）

验方 2　元胡木香郁金散

◎ 醋制延胡索、广木香、郁金各等份。共研细末，每次 15 克，每日 3 次，温开水送服。功效：通络止痛。（《浙江中医杂志》1988 年第 3 期）

验方 3　木香郁金汤

◎ 木香 20 克，郁金 15 克。水煎服，每日早、晚 2 次分服。功效：通络止痛。（《颈肩腰腿痛千家妙方》贾中文验方）

验方 4　木香川芎散

◎ 木香、川芎各等份。共研细末，储瓶备用。每次 6 克，每日 2 次，早、晚用黄酒冲服，无黄酒者亦可用开水冲服。功效：行气活血。（《新疆中医药》

1989 第 3 期）

■ 顺气活血汤送服七厘散治腰扭伤

◎ 当归尾、赤芍各 15 克，红花、桃仁、木香、枳壳、川厚朴、香附、紫苏梗、苏木各 10 克，砂仁 6 克。水煎，分 2 次服，每次用药汁冲服七厘散 1.5 克。功效：行气活血，通络止痛。适用于腰扭伤经气闭阻，络脉不畅。

■ 巧用土鳖虫治腰扭伤

验方 1　土鳖虫红花酒

◎ 土鳖虫末 1.5 克，红花酒（或白酒）15～30 毫升。红花酒或白酒送服土鳖虫末，每日 1 次。一般 3～5 次治愈。功效：活血通络。注意：每次量不宜超过 1.5 克；孕妇忌用。（《四川中医》1987 年第 5 期）

验方 2　土鳖虫血竭散

◎ 土鳖虫 30 克，血竭 6 克。共研细末，每次 3 克，每日 3 次，黄酒冲服。（《颈肩腰腿痛千家妙方》郭玉波验方）。

验方 3　土鳖虫元胡散

◎ 土鳖虫 30 克，延胡索 10 克，共研细末，每次 3 克，每日 3 次，黄酒冲服。

验方 4　土鳖虫三七散

◎ 炒土鳖虫 30 克，三七 30 克，血竭 30 克，白及 60 克。共研细末，每次 4.5 克，每日 3 次。白酒为引冲服。功效：活血通络止痛。5～7 日即愈。（《实用民间土单验秘方 1000 首》）

验方 5　土鳖虫地龙散

◎　土鳖虫、地龙各 15 克。上药共研成细末，为 1 日量，用热黄酒分 2 次冲服。主治腰扭伤疼痛剧烈者。(《浙江中医杂志》1987 年第 3 期)

■ 巧用骨碎补治急性腰扭伤

验方 1　复方骨碎补煎

◎　骨碎补 30 克，制乳香、制没药各 10 克，延胡索 10 克，乌药 10 克，红花 6 克，土鳖虫 3 克。水煎服，每日 1 剂。一般服 2 ～ 6 剂可愈。功效：活血散瘀，消肿止痛。注意：孕妇忌服。(《湖南中医杂志》1987 年第 1 期)

验方 2　骨碎补乳没煎

◎　骨碎补 30 克，制乳香、制没药、桃仁、延胡索、乌药各 10 克，红花 6 克，土鳖虫 3 克。每日 1 剂，水煎服。功效：活血通络止痛。(《湖南中医杂志》1987 年第 1 期)

验方 3　骨碎补桃仁灵仙煎

◎　骨碎补 12 克，桃仁 15 克，桂枝 10 克，姜黄 10 克，威灵仙 10 克，大黄 10 克，川芎 10 克，归尾 10 克。每日 1 剂，水煎分 3 次服。功效：活血通络止痛。(经验方)

■ 新加桃红四物汤治腰扭伤

◎　归尾、赤芍各 15 克，桃仁 12 克，红花、川芎、熟地黄、苏木、制乳香、制没药、枳壳、木香、土鳖虫各 10 克。水煎服，每日 1 剂。功效：活血化瘀，

通络止痛。适用于络脉损伤，瘀血内停型腰扭伤。（《中医治验·偏方秘方大全》）

■ 理筋活血治腰扭伤

验方 1　新伤方

◎　乳香、莪术、川芎、没药、孩儿茶各 300 克，红花 400 克，栀子 200 克。将以上各药置于 80℃以上温度烘干，碾成细末和匀，每次 2～3 克，每日 3 次服用。

验方 2　归芍止痛汤

◎　当归、赤芍、桃仁、川续断、延胡索各 15 克，枳壳、香附各 10 克。每日 1 剂，水煎分 2 次服。此法适用于腰扭伤早期。（《中医治验·偏方秘方大全》）

验方 3　山甲五味愈腰汤

◎　炮穿山甲、延胡索各 30 克，白芍 24 克，陈皮 15 克，甘草 12 克。舌紫暗或有瘀斑、瘀点者加丹参 30 克，赤芍 24 克，土鳖虫 12 克，三七粉（分冲）6 克，水煎服，药渣用布包热熨腰部（《颈肩腰腿痛千家妙方》龚凤平验方）。

■ 芍药甘草汤治腰扭伤

◎　白芍、甘草各 20 克，三七粉 6 克。将白芍与甘草加入 500 毫升水中，浓煎至 200 毫升左右，取汁去渣；另取三七粉 6 克，早、晚分 2 次以药汤送服，每日 1 剂，连服 3 日。功效：活血止痛。（《浙江中医杂志》1995 年第 11 期）

■ 逐瘀活血治急性腰扭伤

验方 1　大黄逐瘀汤

◎ 川大黄 20 克，槟榔 20 克，生姜 10 克，肉桂 6 克。水煎服，每日 1 剂，分 2 次服。功效：祛瘀行气，温经止痛。适用于急性腰扭伤，症见腰痛、腰功能障碍、腰部发板、转侧不利。（《北京中医药学报》1988 年第 1 期）

验方 2　身痛逐瘀汤

◎ 秦艽、川芎、甘草、羌活（或独活）、没药、五灵脂（炒）各 6 克，桃仁、红花、当归、香附、地龙各 10 克，牛膝 12 克。水煎服，每日 1 剂。年老体弱或正气不足者加党参、黄芪；疼痛较剧者加延胡索、七叶莲。药渣可加入适量醋酸及水，煮沸待温后熏洗伤处，以增强疗效。（《广西中医药》1987 年第 2 期）

■ 大黄白芷肉桂酒治腰扭伤

◎ 大黄、白芷、肉桂各 10 克，樟脑 2 克，好酒 150 毫升。上药入酒中泡 1 日，每次服 10 毫升，每日 2 次。一般只需服 1 ～ 2 日，病即告愈。（《湖南中医杂志》1987 年第 3 期）

■ 散寒祛湿治寒湿型腰扭伤

验方 1　独活寄生汤加减方

◎ 桑寄生、秦艽、牛膝各 15 克，独活、防风、杜仲、桂枝、当归、川芎、红花、土鳖虫、木香、枳壳各 10 克，赤芍 12 克，细辛 3 克。功效：祛风除湿，

温经散寒，通络止痛。适用于腰扭伤兼风寒湿痹证。（《颈肩腰腿痛千家妙方》）

验方2　加味车甘散

◎ 车前子15克，麻黄6克，荆芥、土鳖虫、牛膝各9克，甘草6克。水煎服，每日1剂。（《山东中医杂志》1988年第3期）

验方3　治腰第一方

◎ 独活、防风、降香、枳壳、延胡索各10克，海风藤、川续断、桑寄生、怀牛膝各15克，细辛3克，小茴香、清甘草各5克。每日1剂，水煎服。（《浙江中医学院学报》1992年第3期）

■ 壮腰补肾治腰扭伤

验方1　补肾活血汤加味方

◎ 熟地黄、杜仲、桑寄生、归尾各15克，山茱萸、枸杞子、补骨脂、菟丝子、肉苁蓉、红花、独活各10克，川续断、五加皮各12克。水煎服。功效：壮腰补肾，化瘀止痛。适用于腰扭伤兼肾虚证。（《颈肩腰腿痛千家妙方》）

验方2　徐长卿炖猪骨

◎ 徐长卿30克，猪骶尾骨250克。水炖服，每日1剂。功效：壮腰通络。（《新中医》1990年第5期）

验方3　补骨脂杜仲汤

◎ 补骨脂12克，杜仲、桃仁各10克，制乳香、制没药各8克，肉桂、红花各6克，三七粉（分冲）1.5克。水煎服，每日1剂。（《颈肩腰腿痛千家妙方》李训楼验方）

验方 4　猪骨黄芪汤

◎　猪骨 250 克，黄芪 25 克，牛膝 12 克，桑枝、地龙、川芎、露蜂房各 10 克，三七（研，分冲）6 克，桂枝 5 克，蜈蚣 1 条。水煎服，每日 1 剂。（《颈肩腰腿痛千家妙方》兰友明等验方）

验方 5　补肾活血汤

◎　当归 30 克，党参 30 克，黄芪 30 克，牛膝 15 克，川续断 15 克，骨碎补 15 克，杜仲 15 克，延胡索 15 克，红花 15 克，桃仁 15 克，乌药 15 克，路路通 15 克，桑寄生 15 克，制乳香、制没药（后下）各 5 克，炙甘草 6 克。水煎服，每日 1 剂。（《河南中医》1993 年第 3 期）

验方 6　理气活血补肾汤

◎　土鳖虫 10 克，川牛膝 10 克，桃仁 10 克，红花 10 克，木香 10 克，鹿角霜 15 克，川续断 15 克，当归 12 克，川芎 9 克，鸡血藤 30 克。加水 500 毫升，煎至 300 毫升，每日 1 剂，分早、中、晚 3 次温服。（马祥生验方）

■ 巧用食物治疗腰扭伤

验方 1　葱头热敷方

◎　葱头 5 根，捣烂炒热，用布包裹，趁热推擦患处，使局部皮肤发红有热感；然后取大黄（研末）60 克，用姜汁和水各半调成糊状，敷贴患处，每日更换 1 次。（民间验方）

验方 2　葱白茴香热敷方

◎　葱白 20 克，小茴香 30 克，食盐 60 克，桂枝 20 克。将药物加热外熨患

处，或捣烂敷贴。功效：通络散寒止痛。（《中国民间草药方》）

验方3　一味姜汁外敷方

◎ 取生姜适量，捣烂去净姜汁，加入食盐1匙，与姜渣捣匀，外敷患处，用绷带固定，每日换药1次。用药2～3次可愈。生姜用量以足够敷受伤面积为度。另有报道用生姜汁加入适量大黄粉，调成软膏状，平摊于患处，覆盖油纸、纱布固定，12～24小时未愈者可再敷。注意：阴虚内热者忌服。（《中医杂志》1984年第7期）

验方4　葱姜酒敷方

◎ 葱白5根，生姜60克，丝瓜藤30克，土鳖虫4个。将药物捣烂，调拌白酒，敷贴患处。功效：散寒通络止痛。（《中国民间草药方》）

■ 中药外敷治疗腰扭伤

验方1　活血膏外敷方

◎ 血竭200克，乳香100克，没药100克，土鳖虫200克，地龙200克，儿茶100克，肉桂100克，花粉300克，白及200克，川花椒150克，延胡索100克，白矾50克，公丁香100克，急性子100克，生大黄100克，樟脑20克，冰片30克。方法：上药研成细粉末，适量用蜂蜜调成膏状，视伤处大小裁取膏药布，将药膏均匀摊其上，敷于患处，用绷带扎缚，不便扎缚处可用橡皮膏沿四周粘贴，4天后去除，未愈者可继续贴敷。（《百病外治500问》）

验方2　酒调膏

◎ 大黄200克，白芷、姜黄、生乳香、生没药各60克；或栀子40克，乳香20克，黄连、细辛、三七、樟脑各10克。任选1方，将药物研成细末，用黄酒或食醋调成糊状，敷贴患处，每日更换1次。（《颈肩腰腿痛千家妙方》）

验方3 红花钻地风热敷方

◎ 红花20克，钻地风、苏木各10克，紫草、伸筋草、千年健、桂枝各15克，木瓜、乳香各10克，路路通15克，没药10克，千斤拔50克，刘寄奴15克。置布袋内煮沸,热敷患处。功效:活血通络止痛。（《广西中医药》1995年第2期）

验方4 栀黄散

◎ 山栀子12克，大黄8克，姜黄、冰片各3克，葱白60克。将葱白捣烂，余药共研细末，和匀，调拌白酒，外敷患处。功效：清热活血止痛。（《中国民间单验方》）

验方5 大黄外敷方

◎ 生大黄60克。研为细粉，加入生姜汁半小杯及开水适量，调成糊状。再将葱白5根捣烂炒熟，用布包好，在病处揉擦至皮肤发红，将上药的1/4外敷，纱布固定，每日1次。功效：活血散寒通络。3～4日即愈。（《实用民间土单验秘方1000首》）

验方6 湿热敷剂

◎ 红花20克，钻地风10克，苏木10克，紫草15克，伸筋草15克，千年健15克，桂枝15克，木瓜10克，乳香10克，路路通15克，没药10克，千斤拔50克，刘寄奴15克。将上药混合均匀放入15厘米×20厘米布袋内，扎紧袋口后放入锅中,加适量清水煮沸数分钟后置于电炉上备用。病人取俯卧位，充分暴露患处，铺单层治疗巾，医者将第一条大毛巾置于锅内药液中充分浸湿后取出拧干，叠成长方形敷在患处治疗巾上，然后用同样方法将第二条毛巾加盖在第一条毛巾上，待第一条毛巾热量降低时，将较热的第二条毛巾翻转于患处，如此反复，持续 10 分钟，至局部皮肤发红为止，在热敷同时，医者可用掌心在患处拍打，每天 1 次至痊愈。功效：舒筋通络，行气活血，温经散寒，止痛。

注意：①热敷须在 12～24 小时后进行；②热敷时治疗应注意保暖，以免使患者感受风寒之邪；③热敷毛巾必须拧干，折叠平整，使热量均匀透入；④热敷部位除进行拍打外，不宜再施以推拿手法，以免损伤皮肤；⑤注意热敷温度，不宜过高，以病人能忍受为限，以免烫伤皮肤，对感觉迟钝的患者尤须注意；⑥皮肤病患者禁用此法。(《广西中医药》1995 年第 8 期)

验方 7　当归羌活乳没方

◎ 当归、羌活、乳香、没药各 60 克。将上述药分装在宽 14 厘米、长 20 厘米的 2 个布包中，上锅蒸约 10 分钟，取出药包，外涂黄酒，趁热敷患处，每日 3 次。(经验方)

验方 8　栀黄膏

◎ 栀子 12 克，大黄 8 克，姜黄 3 克，冰片 3 克，葱白 60 克。将上药研细末，调拌白酒，外敷贴患处。(《中国民间单验方》)

验方 9　二香散

◎ 茴香 20 克，丁香 10 克，樟脑 6 克，红花 12 克。上药共研细末，调拌白酒，外敷腰部。(《中国民间敷药疗法》)

验方 10　涂搽加外敷法

◎ 生栀子 15 克，片姜黄 30 克，生大黄 15 克，冰片 3 克，麦粉适量，白酒适量，四季葱白 250 克。制法：先将四季葱白捣烂、炒热，用纱布包扎如球状；次将栀子、姜黄及大黄共碾成极细粉，再加入冰片、麦粉碾匀，把白酒煨热，调上药成厚糊状。用法：先将纱布包裹之热葱球擦患处，以擦至局部微红为度，然后将上述药糊涂于纱布上敷贴患处，外加胶布固定。通常按上法治疗 1 ～ 2 次即愈。（王惟恒《百病外治 500 问》）

验方 11　消瘀接骨散

◎　川乌 20 克，草乌 20 克，栀子 20 克，大黄 20 克，制乳香 20 克，骨碎补 20 克，制没药 20 克，薄荷 20 克，儿茶 30 克，红花 30 克，细辛 30 克，白芷 10 克，冰片 10 克。诸药共研为末，以饴糖或蜂蜜调匀，摊于绵纸上（厚 0.3 ～ 0.5 厘米，范围大于伤痛点 3 厘米）敷于患处，外用宽胶布粘贴或绷带捆扎固定。3 天为 1 个疗程。一般用 1 ～ 2 个疗程。（《颈肩腰腿痛千家妙方》伍栋材经验方）

验方 12　姜黄散

◎　新鲜生姜、雄黄各适量。将生姜内层挖空，把研细的雄黄放入生姜内，上面用生姜片盖紧，放瓦上焙干，把生姜焙成老黄色，放冷，研细末，储于玻璃瓶内，用时撒在普通黑膏药上或伤湿止痛膏上贴患处。（《百病良方》）

验方 13　扭伤愈散

◎　栀子 4 份，乳香 2 份，黄连、细辛、三七、樟脑各 1 份，食醋适量。将上药分别碾细后混合，装瓶密封。用时洗净患处，药粉加食醋调成糊状，外敷患处，盖上油纸，纱布包裹，胶布固定。药干后再换，或将干药块取下再用醋调，重新敷上。（《百病良方》）

验方 14　芍药甘草活络效灵丹

◎　白芍 30 克，甘草、当归、丹参、制乳香、制没药各 15 克，地龙、木香各 10 克。上药加水煎煮 2 次，取药汁混合，每日 2 次，饮服。狗皮膏药 1 张外贴患部。一般 6 剂痊愈。（《中医骨伤科杂志》1987 年第 1 期）

验方 15　大黄散

◎　生大黄 60 克，葱白 5 根，生姜适量。将大黄研成细粉调入生姜汁半小时，加开水适量，使成糊状备用。用时，将葱白捣烂炒热，用布包好，在痛处揉擦至局部皮肤发红，觉烧灼感为止，然后用上药 1/4 敷患处，盖以纱布，每日 1 次。

验方 16　消瘀膏敷贴法

◎　大黄 500 克，白芷、姜黄、生乳香、生没药各 150 克。上药共研细粉，每 100 克药粉加凡士林 50 克，调匀敷于患处。（王惟恒《百病外治 500 问》）

验方 17　归活乳没散

◎　当归 90 克，羌活 90 克，乳香 60 克，没药 60 克。将上述药分装在宽 4 寸、长 6 寸的 2 个布袋中，上锅蒸约 10 分钟，取出药袋，外涂黄酒，趁热敷患处，每次敷 15 分钟，每日 3 次。（《颈肩腰腿痛千家妙方》）

■ 药酒涂搽治疗腰扭伤

验方 1　伤一灵酒

◎　三七 70 克，三棱 70 克，红花 120 克，生川乌、生草乌各 50 克，当归尾 70 克，樟脑 120 克，五加皮 50 克，木瓜 50 克，牛膝 50 克等。将上药浸于70％酒精 6000 毫升中，使用时将药液搽于患处，每日 3 次。（王惟恒《百病外

治 500 问》）

验方 2　川椒酒

◎　川花椒、食盐各 30 克，浸泡于 250 毫升白酒中，1 周后取药酒涂搓患处，然后用掌根揉搓至发热为度，每日 2 ～ 3 次。（《颈肩腰腿痛千家妙方》）

验方 3　归红酒

◎　当归 30 克，红花 20 克，土鳖虫 20 克，白芷 15 克，川芎 15 克，丁香 15 克，高粱酒 500 毫升。将前六味药置高粱酒中浸泡 7 天后，取药酒擦伤处以患部发红发热为度，每日擦 5 ～ 6 次。功效：理气活血止痛。（福建民间验方）

验方 4　二乌细辛酊

◎　川乌 15 克，草乌 15 克，细辛 15 克，白芷 15 克，胆南星 15 克，红花 15 克，桃仁 15 克，当归 15 克，马钱子 15 克。将上药共用 750 毫升 75% 的乙醇溶液（酒精）浸泡，10 日后取药汁湿敷患处。功效：活血散寒止痛。（四川民间验方）

验方 5　桃仁细辛酒

◎　桃仁 60 克，细辛 15 克，白酒 500 毫升。上述药物入白酒中浸泡 10 天，备用。取适量药酒擦患处 5 ～ 10 分钟，每日 1 ～ 2 次。

■ 中药熏洗治疗腰扭伤

验方 1　桃红酒熏洗方

◎　桃仁、红花、乳香、没药、五倍子（打碎）、黑豆各 20 克，赤芍 15 克，甘草 15 克，白酒 30 毫升。每剂加水 3000 毫升，煎减半加入白酒，趁热熏洗患处，待药液温度稍减，便可用毛巾浸药液洗患处，每次熏洗 30 分钟，每剂药可洗 4 次，

有皮肤化脓者禁用。（王惟恒《百病外治 500 问》）

验方 2　当归活血伸筋汤

◎　当归、独活、秦艽、钩藤、伸筋草、海桐皮各 15 克，乳香、没药、红花各 30 克。水煎加白酒 30 毫升，趁热熏洗患处，每次 30 分钟，每日 1 ～ 2 次。（经验方）

■ 点眼法治腰扭伤

验方 1　紫贝珍珠散

◎　煅紫贝齿 3 克，制珍珠 2 克，制净硼砂 9 克，龙脑片 1 克，先将前两药共研成细粉，再和后两药一同研匀，存储备用。施治时取灯心草一段，剪平一头，冷开水浸湿少许，蘸上列药粉，点入患者眼内眦，并令闭目至出泪，便嘱患者站立，踏步并行弯腰运动 3 ～ 5 次。一般疼痛可缓，必要时可隔日再行施治 1 次。（《中药外用治百病》）

验方 2　硼砂点眼方

◎　硼砂适量。将硼砂研极细末，用灯心草蘸硼砂末点患者双眼内、外眦，泪出后即感腰部明显轻松，30 分钟点眼 1 次，一般点 3 次即可痊愈，3 次为 1 个疗程，每次点眼后让患者活动腰部。（《河南中医》1995 年第 1 期）

■ 吹鼻法治腰扭伤

◎　白檀香 9 克，广木香 6 克，公丁香 3 克，龙脑片 2 克，真麝香 0.3 克，前三药研极细末，再与后两药一同研匀备用。施治时以吹管取适量药粉吹入患

者鼻孔，然后令患者坐定，进行弯腰运动 3 ～ 5 次。（《中药外用治百病》）

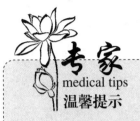

专家
medical tips
温馨提示

腰扭伤后急性期宜卧硬板床休息，并配合腰部热敷，以促进局部血液循环，缓解肌肉痉挛，减轻疼痛，同时要积极彻底治愈，预防转变为慢性腰肌劳损。恢复期加强腰部锻炼，以增强腰肌力量。平日在工作、劳动中，要保持正确姿势，注意体位调节，某种固定姿势不要过久，宜经常变换，以免引起腰肌疲劳过度而易扭伤或被外邪乘虚侵袭。保护腰肌，预防腰扭伤，寒冷季节要注意腰部保暖，不宜在寒冷潮湿的地方睡卧；重体力劳动和参加剧烈运动前应先活动腰部，使腰肌放松，可防止扭伤；从事扛、抬、搬运重物时，可用宽腰带围束腰部，以保护腰肌。

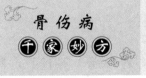

骨 伤 病
千 家 妙 方

慢性腰肌劳损千家妙方

腰肌劳损是指腰部肌肉、筋膜、韧带等软组织的慢性损伤，积久成疾而出现的腰部酸痛和运动障碍为主要症状的疾病，有人称为功能性腰痛。多发生于成年体力劳动者，是腰痛中最常见的疾病之一，包括臀筋膜综合征、腰横突综合征、棘间韧带损伤及积累性腰肌劳损。临床以腰痛时轻时重，反复发作为特点。大抵属于中医学的"腰痛""腰尻痛""腰背痛""腰脊痛"等范畴。

中医学认为，慢性腰痛常因跌仆闪挫，劳伤积损，或冒风淋雨，寒湿痹阻，导致气滞血瘀，经脉不通，气血运行不畅，不通则痛；或先天禀赋不足，或久劳伤肾，久病体虚，导致肾气不足；或年老体衰，肝肾亏虚，筋脉懈惰，经脉失养，不荣亦痛。此外，亦有损伤之后，外邪乘虚侵袭，形成血瘀夹痹而痛者。临床常见寒湿痹阻、劳损瘀阻及肝肾亏虚等证候类型。

■ 三两半汤治腰肌劳损

◎ 党参 31 克，黄芪 31 克，当归 31 克，牛膝 15 克，杜仲 24 克，川续断 18 克，延胡索 15 克。水煎服，每日 1 剂。适用于慢性腰肌劳损，辨证分型有：肾阳虚型、肾阴虚型、脾肾两虚型。三型均以肾虚为主。故治疗着重补肾，兼故治脾，可随证化裁。除服药外，适当做些腰部锻炼也是很重要的治疗措施。（《四川中医》1986 年第 2 期）

■ 五圣止痛汤治腰肌劳损

◎ 白术、杜仲（炒断丝）、防风、当归、穿山甲（炒，捣碎）各 12 克，黄酒 60 毫升，以水 600 毫升，煎取 400 毫升。将煎取的 400 毫升药分 2 次服完。也可捣成细面，装于胶囊内，每次服 4 粒，黄酒 50 毫升为引，每日 3 次。（《浙江中医杂志》1987 年第 12 期）

■ 鳖甲散治腰肌劳损

◎ 鳖甲 60～120 克。用法：将鳖甲焙黄，研成细末，分成每包 10 克。每次 1 包，每日 2 次，早、晚各服 1 次。治腰肌劳损有特效。辨证用法：①湿热腰痛，用盐水炒黄柏 15 克煎水送服；②寒湿腰痛，用盐水炒熟附片 15 克煎水送服。③腰肌劳损、骨质增生腰痛者，用盐水炒杜仲 15 克煎水送服；④损伤腰痛，用川牛膝 15 克煎水送服；⑤肾虚腰痛，以淡盐水送服即可。

按：早在汉末《名医别录》中就记载，鳖甲可治"血瘕腰痛"。晋代葛洪的《肘后方》载述："卒得腰痛不可俯仰：用鳖甲炙研末，酒服方寸匕，日二。""卒腰痛"应该属于通常所说的急性腰扭伤或突发的腰椎间盘突出症。近代名医岳美中先生所制鳖甲散，则主要用于治疗劳损性腰痛。

■ 经验方活血通络治腰痛

验方 1　桃仁四物汤

◎ 枳壳、当归各 15 克，桃仁、赤芍、续断、木香、泽兰、杜仲各 12 克，乳香、没药、甘草各 9 克。疼痛剧烈者用当归注射液或红花注射液 3～4 毫升痛点封闭，1～2 日 1 次。每日 1 剂水煎服。（《时珍国药研究》1993 年第 4 期）

验方 2　调荣活络饮化裁

◎ 当归、牛膝各 15 克，赤芍 12 克，枳壳、青皮各 10 克，桃仁、红花、独活、秦艽各 9 克，大黄、桂枝各 6 克。水煎服，每日 1 剂。功效：舒筋活血，行气止痛。适用于积劳损伤，气血郁滞型腰肌劳损。（《颈肩腰腿痛千家妙方》）

验方 3　伸腰扭伤散

◎　白术 30 克，杜仲 30 克，淫羊藿 30 克，补骨脂 25 克，制乳香 25 克，制没药 25 克，土鳖虫 30 克，红花 20 克，延胡索 30 克，乌药 20 克，共研细末，每次 6 克，黄酒送服，每日 1～2 次。有补肾强腰、活血化瘀、通络利脊、理气止痛的作用。(《临床常见颈肩腰腿痛性疾病》)

验方 4　二藤汤

◎　络石藤 30 克，鸡血藤 30 克，桑寄生 30 克，补骨脂 12 克，狗脊 20 克，续断 20 克，巴戟天 12 克，菟丝子 12 克，淫羊藿 30 克，制乳香、没药各 10 克，水煎服。适用于肾虚血瘀型腰肌劳损。(《颈肩腰腿痛千家妙方》)

验方 5　劳损止痛汤

◎　党参、黄芪、当归各 31 克，杜仲 24 克，川续断 18 克，牛膝、延胡索各 15 克。每日 1 剂，水煎服，随症加减。主治：慢性腰肌劳损。(《中国医学文摘·中医》1985 年第 3 期)

■ 壮腰补肾治肾虚型腰肌劳损

验方 1　骨碎补六味煎

◎　骨碎补、川杜仲、川续断、制何首乌各 15～20 克，金毛狗脊、威灵仙各 10～15 克。水煎服，每日 1 剂。适用于肝肾亏虚证，腰酸腰痛，喜温喜按。(《颈肩腰腿痛千家妙方》)

验方 2　补肾活血汤加减方

◎　熟地黄、枸杞子、补骨脂、当归尾各 12 克，山茱萸、肉苁蓉、没药、红花、独活、杜仲各 9 克，菟丝子 15 克。水煎服，每日 1 剂。功效：补益肝肾、强筋壮骨。适用于肝肾亏虚型腰肌劳损。（《颈肩腰腿痛千家妙方》）

验方 3　补骨脂益损汤

◎　补骨脂 30 克，当归 30 克，生黄芪 30 克，狗脊 30 克，川续断 30 克，菟丝子 30 克，怀牛膝 30 克，山茱萸 20 克，姜黄 20 克，延胡索 20 克。每日 1 剂，水煎。功效：健脾补肾，温肾壮阳。加减：偏虚寒者加制附子片、桂枝、红人参须各 10～20 克；夹湿热者加黄柏 10～15 克；阴虚舌光红者加生地黄 30～60 克，黄柏 10 克；有扭伤史者加刘寄奴 10 克，土鳖虫 30 克；尾骶部酸沉重坠者加青皮 10 克。注意：远房欲，避劳累。（《河北中医》1994 年第 1 期）

验方 4　补肾壮筋汤

◎　熟地黄 15 克，白芍 15 克，山茱萸 15 克，茯苓 15 克，川续断 20 克，当归 10 克，牛膝 10 克，杜仲 10 克，五加皮 10 克，青皮 10 克。加水 500 毫升，煎取 300 毫升，温服，每日 1 剂，20 天为 1 个疗程。功效：补益肝肾，强壮筋骨。

加减：气滞血瘀，疼痛明显加乳香、没药、土鳖虫各 6 克，延胡索 15 克；阴虚加枸杞子 15 克，增熟地黄至 30 克；阳虚加肉桂、附子、巴戟天各 10 克；气虚加黄芪、党参各 30 克；脾胃虚弱加淮山药、白术各 15 克，湿热加苍术、黄柏各 6 克；风湿加威灵仙 15 克，独活 6 克。（《中国中医骨伤科》1994 年第 6 期）

验方 5　补肾祛湿舒筋汤

◎　桑寄生 20 克，狗脊 20 克，延胡索 15 克，炒地龙 15 克，土鳖虫 12 克，川牛膝 10 克，怀牛膝 10 克。每日 1 剂，4 天为 1 个疗程。功效：养血补肾，祛湿通络。加减：若腰部酸痛有僵直感，晨起明显者，酌加独活、苍术、薏苡仁；

腰痛定处、明显者加制乳香、制没药；肝肾阳血不足加当归、枸杞子；肾阴虚选加菟丝子、杜仲、仙茅；脾虚加党参、白术。（《福建中医药》1993年第1期）

验方6 壮腰煎

◎ 黄芪40克，鹿角霜、白术各20克，当归、骨碎补、螃蟹、枸杞子各10克，土鳖虫、没药各6克，生麦芽15克。水煎服，每日1剂，分2次服，令患者将热药渣敷腰部，10天为1个疗程。（《辽宁中医杂志》1990年第8期）

验方7 加味破故纸汤

◎ 补骨脂（别名破故纸）12克，肉桂6克，桃仁10克，红花6克，川杜仲10克，制乳香、没药各8克，三七粉1.5克，水煎服，一般服3剂即愈。（《颈肩腰腿痛千家妙方》）

验方8 玉带丸

◎ 杜仲、续断各30克，补骨脂25克，香附（炙）20克，延胡索10克，木通、白术、熟地黄、狗脊、当归、黄芪各20克，川芎、骨碎补、凤仙花、甘草各10克，核桃仁10个。将上药共研细末，再将核桃仁捣烂泥加入，炼蜜为丸，每粒5克重。每日2～3次，每次1～2粒，开水送服。

■ 温经宣痹治寒湿型腰肌劳损

验方1 肉桂粉

◎ 肉桂粉每次5克，每日2次，温开水送服，3周为1个疗程。（民间验方）

验方2 独活寄生汤化裁方

◎ 独活12克，羌活、秦艽、川芎、赤芍、防风、桂枝各9克，桑寄生、当归尾、牛膝、杜仲、续断、威灵仙、五加皮各 15 克，细辛 6 克。水煎服，每日 1 剂。功效：祛风除湿，通络止痛。适用于风寒湿邪，痹阻经络型腰肌劳损。（《颈肩腰腿痛千家妙方》）

验方 3　益肾活血汤

◎ 狗脊、骨碎补各 15 克，桃仁、乳香、没药各 9 克。水煎服，每日 2 ～ 3 次，每次服 200 毫升。功效：益肾活血。（《中国骨伤杂志》1990 年第 1 期）

验方 4　肾着汤合五积散

◎ 干姜、白术、苍术、杜仲、独活、羌活、骨碎补各 10 克，川牛膝、怀牛膝、川续断、茯苓各 20 克，麻黄、肉桂、炙甘草各 6 克，延胡索 15 克，桑寄生 24 克，细辛 3 克。每日 1 剂，水煎服。药渣趁热布包放腰部，上加热水袋热敷 30 分钟。（《山东中医杂志》1996 年第 9 期）

■ 中药外敷治腰肌劳损

验方 1　威龙舒筋散

◎ 威灵仙、五爪龙、乳香、没药各 60 克，红花、透骨风、九龙藤、爬山虎、牛大力、千斤拔各 50 克，无名异 40 克。上方为 1 个疗程的药量。将上药研成极细末，拌匀装瓶备用。治疗时取 1/3 药粉装入两个布袋内缝好，然后放入盛有 2000 毫升清水的瓦锅内煮沸 20 分钟，停火后待药水温度降至 60 ～ 70℃，即可将药袋取出热敷两侧腰部，10 分钟换药袋 1 次（必须使药水温度维持在 60 ～ 70℃），每次 40 ～ 50 分钟，每天 1 次。每 2 日换药粉 1 次，6 日为 1 个疗程。对风寒外侵，或瘀血阻滞经络的慢性腰肌劳损有良效。（《百病外治 500 问》）

验方2　干姜当归散

◎ 干姜20克，当归15克，苍术10克。诸药共研细末，用95%的酒精调成糊状，外敷患处，然后用100瓦白炽灯烘烤20～40分钟，每日1次。（经验方）

验方3　川乌川椒散

◎ 川乌、川椒、乳香各10克，肉桂5克，樟脑1克。共研细末，加白酒适量炒热后，贴敷于命门、肾俞（双）、次髎（双），胶布固定；或取当归、路路通、透骨草、伸筋草各20克，独活、桂枝、白芷各15克，红花、乳香、没药、细辛各10克，用白酒浸润，装布袋扎口蒸热，趁热敷腰部，外用热水袋保温，每日1～2次。（《颈肩腰腿痛千家妙方》）

验方4　腰痛热敷散

◎ 独活、防风、杜仲、牛膝、川续断、香附、当归、延胡索、桑寄生、威灵仙各等量；或熟地黄、山药、牛膝、当归、黑豆、菟丝子各等量，共研粗末，炒热用布包裹，趁热熨患处，每次30分钟，每日1～2次，每剂药可连续用3～5日。（《颈肩腰腿痛千家妙方》）

验方5　马钱子散

◎ 取生马钱子、麻黄、乳香、没药各等份，共研细末，用蜂蜜调敷患处，每日更换1次。（经验方）

验方6　马钱子伸筋散

◎ 取马钱子、伸筋草、透骨草、生川乌、五加皮、豨莶草、五倍子、牛蒡子、穿山甲、汉防己、血余炭、乳香、没药、肉桂、细辛、独活、枳实、干姜各10克，麻黄、防风、全蝎、僵蚕各12克，当归尾、功劳叶、甘遂各 30 克，蜈蚣 4 条，用香油 2000 毫升将药熬枯后去药渣，加黄丹 1000 克制成膏药，取膏药适量摊于牛皮纸上，敷贴肾俞及压痛点，3 ～ 5 日更换 1 次。亦可选用市售的狗皮膏、麝香壮骨膏、伸筋草膏、温经通络膏等敷贴患部。（《中医治验·偏方秘方大全》）

验方 7　川南散

◎ 川乌、天南星、川芎、杜仲各 12 份，乳香、没药各 9 份，冰片 3 份。上药共研过 60 ～ 80 目筛过细末，防潮避光保存备用。取药末 60 ～ 70 克，装入 8 厘米 ×15 厘米的布袋内，封口后敷于腰痛部位，用 2 厘米宽适当长的带子固定。7 日换药 1 次，一般换药 1 ～ 3 次即愈。（《中医正骨》1989 年第 1 期）

验方 8　泽兰刀豆壳膏

◎ 泽兰叶 16 克，刀豆壳 20 克，金毛狗脊 12 克，韭菜根 12 克。将药物捣烂，敷贴患处。功效：通络止痛。（《中国民间草药方》）

验方 9　腰痛膏

◎ 生川乌 15 克，食盐少许。上药混合捣融成膏，将药膏摊于肾俞穴（在腰部，当第 2 腰椎棘突下，旁开 1.5 寸）、腰眼穴（在第 4 腰椎棘突下，旁开约 3.5寸凹陷中）上，覆以纱布，胶布固定，每日换药 1 次。（《穴位贴药疗法》）

验方 10　鸡屎白散

◎ 鸡屎白、麦麸各 250 克。上药放锅内用慢火炒热时加入酒精，混匀后用布包好敷于患处，热散后取下。次日可再炒热后加酒精使用，连用 4 ～ 5 次后弃去。每日 1 次，7 ～ 10 天为 1 个疗程。（《中药外贴治百病》）

验方 11　葱白大黄外敷方

◎ 葱白30克，大黄6克。将上药捣烂炒热外敷痛处。（《中国民间敷药疗法》）

验方 12　麻药方

◎ 生川乌20克，生草乌20克，生半夏15克，生天南星15克，荜茇15克，蟾酥12克，细辛12克，胡椒30克，55%～75%酒精500毫升。将前8味药轧碎，入酒精中密封浸泡，1周后可使用。使用时用一清洁纱布3～4层，浸透该药略加拧干，以无药液滴落为度，将纱布平铺于病处，再用红外线灯或100～200W的白炽灯照射至纱布干燥，每日1～2次，连用7天为1个疗程。（《颈肩腰腿痛千家妙方》徐金波经验方）

验方 13　当归舒筋方

◎ 当归、羌活、乳香、没药各60克。将上药分装宽15厘米、长20厘米的2个布包中，上锅蒸约10分钟，取出药包，外涂黄酒，备用。趁热敷患处，每日3次。（《中医简易外治法》）

验方 14　酒醋热敷散

◎ 外用药：防风、细辛、荆芥、桂枝、川花椒、没药、乳香各等量，粉碎过60目筛。部分病例用牛膝、杜仲、川续断、狗脊、延胡索、威灵仙、骨碎补各15克，当归、独活、乳香、没药各10克，鸡血藤30克，王不留行12克，水煎内服。用法：外用药用时取20～30克铺于两层纱布中，范围如掌大，敷于患处，依次加塑料薄膜，2～4层干毛巾，装90～100℃热水的热水袋，每次敷1～1.5小时，每日1次，12日为1个疗程。内服药每日1剂，水煎服。（《广西中医药》1992年第2期）

■ 熏洗法治腰肌劳损

验方 1　艾熏方

◎ 艾绒 120 克，川花椒 3 克，透骨草 30 克。上述药物水煎 2500 毫升熏洗患处，每次 20 ～ 40 分钟，每日 2 次，10 日为 1 个疗程。（《中医治验偏方秘方大全》）

验方 2　当归红花醋

◎ 当归 50 克，红花 30 克，乳香 20 克，没药 20 克，牛膝 15 克，醋 30 毫升。将上述药物浸入醋内 4 小时，再加热至沸 5 ～ 10 分钟，用纱布浸药汁，趁热熏洗腰眼穴，冷则再换。每日 1 次，每次 10 分钟。（《颈肩腰腿痛千家妙方》）

■ 熏蒸法治腰肌劳损

◎ 红花 15 克，当归 90 克，地龙 90 克，五加皮 90 克，防风 20 克，牛膝 120 克，金刚刺 120 克，大血藤 120 克。上药加水过药面，煎煮沸 10 分钟，将腰部对准药液直接熏蒸。每次熏蒸 10 分钟，每日 1 次，10 次为 1 个疗程。

■ 药带法治腰肌劳损

◎ 生草乌 30 克，小茴香 30 克，当归 30 克，川芎 30 克，石菖蒲 30 克，牛膝 20 克，续断 20 克，樟脑 5 克，冰片 5 克，陈艾绒 50 克。将上述药物除樟脑、冰片外研为细末，与研好的樟脑、冰片相混匀，选择适当的护腰。用棉布制成相应的内衬，将上药末均匀撒在内衬各层上，密缝好，日夜将护带系在腰部。（《中药外用治百病》）

■ 吹鼻法治腰肌劳损

◎ 木香3克,麝香0.3克。上述药物研极细末混匀,吹入鼻内即可。(民间验方)

■ 浸渍法治腰肌劳损

◎ 当归50克,红花30克,乳香20克,没药20克,牛膝15克,醋300毫升。将上述药物浸入醋内4小时,再加热煮沸5～10分钟,用纱布浸药汁,趁热溻(音tā。浸湿)渍腰眼穴,冷则更换,每次4～6小时。每日1次,7～10次为1个疗程。(《中药外用治百病》)

■ 药酒治腰肌劳损

验方1 大黄白芷酒

◎ 大黄、白芷、肉桂各10克,樟脑2克。将四味药用上好白酒500毫升泡3日后,即可饮用药酒,每次10毫升,每日2次。功效:通络止痛。(《湖南中医杂志》1987年第3期)

验方2 薏仁首乌酒

◎ 生薏苡仁120克,制何首乌180克。上药浸于白酒500毫升中15天,每日早、晚各2盅(15～30毫升)。功效:利湿散寒补肾。适用于腰肌劳损肾虚风寒型。(《浙江中医杂志》1982年第5期)

验方3 独活寄生酒

◎ 独活10克,桑寄生20克,秦艽10克,细辛5克,当归身15克,生地黄 15 克，白芍 15 克，川芎 10 克，肉桂 15 克，茯苓 15 克，杜仲 15 克，牛膝 15 克，人参 10 克，甘草 5 克，防风 10 克。将上药泡入白酒 1000 毫升内，封闭，2 周后即可饮用。本酒适用于寒湿性腰肌劳损。每次 20～30 毫升，饮酒量可酌情加减。（《颈肩腰腿痛千家妙方》）

验方 4　丹参杜仲酒

◎　杜仲、丹参各 30 克，川芎 20 克，江米酒 750 毫升。将上药共碾细，用江米酒浸之，5 宿后去渣备用。随意温饮，不拘时。（《普济方》）

■ 食疗精方治腰肌劳损

验方 1　杜仲灵仙蒸猪腰

◎　杜仲 20 克，威灵仙 20 克。上药共研成细末，拌匀。取猪腰 1～2 个，破开，洗去血液，再将药粉放入，摊匀后合紧，放入碗内，加水少许，用文火久蒸。吃猪腰，饮汤，每日 1 剂。（民间验方）

验方 2　花旗参蒸猪肉

◎　花旗参 6～9 克，猪肉 200 克。将花旗参切片，蒸猪肉食尽。试验多次，腰久痛者服之特效。（《祖传秘方大全》）

验方 3　菟丝子丸

◎　菟丝子、核桃仁各 300 克，杜仲 20 克。将菟丝子、杜仲共研细末，加入核桃仁再研，炼蜜为丸，每次服 10 克，每日 2 次。服药以淡盐汤送下更佳。（王惟恒《中医治验·偏方秘方大全》）

验方 4　二狗散

◎ 狗胫骨 400 克，金毛狗脊、杜仲各 50 克。将狗骨焙黄，与狗脊、杜仲合研为末，每服 20 克，每日 3 次。本方用于肾虚腰痛及寒湿腰痛经年不愈者。（朱世增《医话奇方》）

验方 5　枸杞羊肾粥

◎ 枸杞子 50 克，羊肾 1 具，洗净切除筋膜，去臊线切碎，大米 200 克，加水适量，以小火煨烂成粥，分顿食用，适用于肾虚或老年腰膝酸痛。

验方 6　核桃杜仲粥

◎ 核桃仁 50 克，杜仲 15 克，补骨脂 15 克，加清水煎浓去渣，入粳米 250 克，文火熬烂成粥，分顿食用，适用于肾虚腰痛，腰痛恢复期。

验方 7　枸杞蛋

◎ 鸡蛋 2 枚，枸杞子 50 克，加清水适量煮熟，饮汤吃蛋和枸杞子。适用于阴虚者腰痛。

验方 8　骨碎补炖猪蹄

◎ 骨碎补 20 克，川牛膝 20 克，黄芪 30 克，川续断 15 克，猪蹄 500 克，加水及老酒适量，炖汤，吃肉喝汤。主治慢性腰痛，肌肉萎缩、无力等症。

验方 9　桑枝母鸡

◎ 老桑枝 100 克，老母鸡 1 只。鸡宰杀后去内脏除毛，与桑枝加清水同煮，饮汤食肉，主治风湿慢性腰痛。

验方 10　杜仲猪腰

◎ 杜仲 20 克，猪腰子 1 对，去除筋膜，切碎，加生姜 3 片，清水适量同煮，食肉喝汤，适用于慢性腰痛，或腰痛恢复期。

验方 11　杜仲黑豆炖鲫鱼

◎　杜仲 15 克，黑豆 100 克，鲫鱼 1 尾（200 ～ 300 克），先将杜仲、黑豆加水适量，炖至黑豆熟透。取出杜仲，放入鲫鱼炖熟，加食盐、姜调味。食之，主治慢性腰痛，肝肾亏虚等症。

验方 12　杜仲墨鱼猪髓汤

◎　杜仲 15 克，墨鱼干 1 尾，猪脊髓 5 克，怀牛膝 10 克，加清水适量煮汤食之，主治腰腿酸软、腰肌劳损等症。

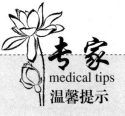

专家
medical tips
温馨提示

腰肌劳损患者宜卧硬板床，束宽腰带，或采用各种围腰保护腰部，减轻腰肌负担，以防劳损。慎起居，适寒热，节劳欲，防寒保暖，避潮湿，腰部宜温暖，勿卧寒冷潮湿之地板，汗出未干勿直接吹风及冷浴。加强腰背筋肉锻炼，可自我热敷、按摩，或做弯腰、后仰、转腰等活动，以促进血液流通，增强腰部筋肉力量。保持正确的坐、立、行走姿势，纠正工作中的不良姿势，不要长时间固定一种姿势和弯腰工作，要间歇伸腰活动，防止腰肌过度疲劳而受损伤。

骨伤病千家妙方　腰椎骨质增生千家妙方

　　骨质增生又称"骨刺""骨赘"，是中老年人的常见病、多发病。腰椎的骨质增生是因为中年以后，腰椎骨质增生随着年龄的增长，机体各组织细胞的生理功能也逐渐衰退老化，退化的椎间盘逐渐失去水分，椎间隙变窄，纤维环松弛向周边膨出，椎体不稳，纤维环在椎体边缘外发生撕裂，导致髓核之突出，将后纵韧带的骨膜顶起，其下面产生新骨，形成骨刺或骨质增生。也有人认为椎间盘退变萎缩后，椎体向前倾斜，椎体前缘在中线为前纵韧带所阻，两侧骨膜掀起，骨膜下形成新骨。另外，局部的受压因素也是引起骨质增生的主要因素。

　　腰椎骨质增生一般主要与年龄、劳损、外伤、姿势不正确等有着直接的关系。骨质增生在临床上常出现腰椎及腰部软组织酸痛、胀痛、僵硬与疲乏感，甚至弯腰受限。如邻近的神经根受压，可引起相应的症状，出现局部疼痛、发僵、后根神经痛、麻木等。如压迫坐骨神经可引起坐骨神经炎，出现患肢剧烈麻痛、灼痛、抽痛、串痛、向整个下肢放射。本病属中医学"腰痛""骨痹"的范畴。

■ 抗骨增生饮治腰椎骨质增生

　　◎ 大独活 15 克，川续断 15 克，怀牛膝 15 克，海桐皮 30 克，西秦艽 18 克，川杜仲 10 克，威灵仙 10 克，全当归 10 克，广地龙 10 克，巴戟天 12 克，金狗脊 9 克，骨碎补 9 克，生甘草 9 克。用法：水煎服，每日 1 剂，日服 2 次。功效：

补益肝肾，强筋健骨，活血通络，消肿散结。适用于风寒湿邪乘虚外袭，侵犯筋骨，气滞血瘀，经脉闭阻，邪结瘀凝腰椎证。症见腰部冷重者，强硬拘急，俯仰转不便，时轻时重，夜卧及阴雨天加重，活动后痛减，舌淡红，苔薄白，脉沉迟或浮紧。（《成都中医学院学报》1986 年第 4 期。曾冲经验方）

■ 骨刺疼痛缓解方治腰椎骨质增生

◎ 杭白芍 30～60 克，生甘草 10 克，野木瓜 15 克，威灵仙 30 克，制川乌、制草乌各 12 克，黄精 30 克。用法：每日 1 剂，水煎服。功效：滋补肝肾，去邪止痛。主治：骨质增生，包括颈椎腰椎、膝关节、足跟骨质增生等引起的疼痛、麻木等症。（经验方）

■ 骨刺丸治腰椎骨质增生

◎ 熟地黄 60 克，骨碎补 60 克，炙马钱子 60 克，鸡血藤 60 克，肉苁蓉 60 克，汉三七 30 克，净乳香 30 克，净没药 30 克，老川芎 30 克。用法：上药研末炼蜜为丸，每丸重 6 克，日服 2 次，每次 1 丸，温开水或黄酒送服。功效：补肝益肾，填精益髓，活血止痛。适用于肝肾不足，血脉瘀阻型腰椎骨质增生。（陕西省中医药研究院附属医院骨科专家边全禄主任医师经验方）

■ 桃红四物汤加味方治腰椎骨质增生的早期

◎ 桃仁 10 克，红花 5 克，当归 15 克，生地黄 15 克，川芎 5 克，赤芍 10 克，三棱 10 克，莪术 10 克，鸡血藤 15 克，丹参 15 克，威灵仙 15 克，地龙 10 克，土鳖虫 5 克，乌梢蛇 10 克，生甘草 5 克。水煎服，每日 1 剂。功效：化瘀驱邪、舒筋通络。适用于腰椎骨质增生症早期属瘀邪交结、凝而不散者。

加减：急性发作而疼痛较甚者，加乳香 5 克，没药 5 克，钩藤 10 克，丝瓜络 6 克。气血虚弱者，加黄芪 15 克，何首乌 30 克。另用蕲蛇 2 条，蝎子、蜈蚣各 5 克研末，每晚服 2 克。连服 1 个月，病情明显好转。巩固疗效，偏肾阴虚者可服用六味地黄丸，每日 2 次，每次 10 克。（经验方）

■ 补肾壮腰汤治腰椎骨质增生后期

◎ 熟地黄 15 克，山茱萸 10 克，淮山药 10 克，丹参 30 克，皂角刺 10 克，穿山甲 10 克，威灵仙、淫羊藿、巴戟天、杜仲各 15 克，生甘草 5 克。水煎服，每日 1 剂。功效：补肾软坚。主治：腰椎骨质增生症后期。（《颈肩腰腿痛千家妙方》）

按：中医学认为则多系肝肾不足、虚中夹实。不足者有阴虚、阳虚之分，夹实者有瘀结、湿热之别，病情比较复杂。阴虚者表现为口燥便坚，形瘦眩晕；阳虚者肢体畏寒，小便清长，阳痿滑泄；湿热者多有关节肿胀，关节内有积液，按之波动，屈伸不利。方药加减：阴虚者加知母 10 克，龟甲、鳖甲各 12 克；阳虚者加干姜 10 克，附子 15 克；瘀结者加桃仁 10 克，红花 5 克；湿热者加苍术 10 克，黄柏 10 克。

■ 皂荚泥外敷治腰椎骨质增生

◎ 皂荚适量。用法：将皂荚浸于烧酒中备用，用时将皂荚剪碎捣烂如泥，

与面粉调匀，然后贴在纱布上敷患处。(《浙江中医杂志》1995 年第 2 期)

■ 骨唇膏外敷治腰椎骨质增生

◎ 当归、川断、红花、土鳖虫、补骨脂、自然铜、伸筋草、乳香、没药各 60 克。用法：上药研末，加酒精、陈醋等熬煮成膏状，外敷患处，每周换药 1 次，每次贴 24 小时，5 周为 1 个疗程。(《脊柱外科学》)

■ 增生灵方熏洗治腰椎骨质增生

◎ 红花、当归、土鳖虫、白芷、防风、透骨草、骨碎补、川乌各 12 克，花椒、艾叶、地骨皮、雄黄、甘草各 10 克。用法：取醋 1000 毫升，将上药煎至 600 毫升，趁热外洗，每日 1 剂，外洗 2 次，每次 15～20 分钟，6 日为 1 个疗程。(《陕西中医》1992 年第 3 期)

■ 透骨祛风酒外敷治腰椎骨质增生

◎ 鲜狗骨(腿骨为佳，也可用猪骨代替)500～1000 克，乌梢蛇(鲜品更佳，鲜品 200 克)100 克，附片 50 克，秦艽、当归、木瓜各 30 克，三七(研末)15 克。用法：放于瓦缸内加高粱酒 1500 毫升，浸泡 7 日后即可使用。使用时先将纱布敷盖于局部，用吸管或汤匙将药酒浇于纱布上，使其湿透，再将理发用电吹风调至中档，用温热风对准治疗部位热熏，熏治时间根据病情而定，疼痛部位较深者热熏时间可适当延长，并可反复加药。(《新中医》1992 年第 1 期)

■ 食疗便方治腰椎骨质增生

验方 1　肉桂白芷百合饮

◎ 肉桂 20 克，白芷 20 克，百合 50 克，白糖 3 匙。用法：将肉桂、白芷、百合分别洗净，先将肉桂、白芷置锅中，加清水 500 毫升，急火煮开 5 分钟，改文火煮 30 分钟，去渣取汁。将汁加入百合，再加清水 500 毫升，加白糖，急火煮开 5 分钟，文火煮 30 分钟，分次饮服。功效：壮阳强筋，补益肺阴。主治：腰椎骨质增生，属虚者，腰部疼痛，周身无力，稍用力即腰痛者。

验方 2　龙眼丁香饮

◎ 龙眼肉 50 克，丁香 10 克，白糖 2 匙。用法：将龙眼肉、丁香洗净，置锅中，加清水 500 毫升，急火煮开 5 分钟，改文火煮 30 分钟，去丁香，分次饮服。功效：壮阳益气，行气止痛。主治：腰椎骨质增生属阳虚型，腰部疼痛伴畏寒怕冷者。

验方 3　杜仲蒸猪腰

◎ 杜仲 30 克，淫羊藿 10 克，威灵仙 25 克，牛膝 20 克。分别研粉，后混合拌匀，再取猪腰子（猪肾脏或羊腰子）2 ～ 3 个，破开，洗去血液，再放入药粉；摊匀后合紧，共放入碗内，加水少许，用锅装置火上久蒸。吃其猪腰子，饮其汤，隔日吃 1 剂，每日分 2 次，早、晚空腹食用，可连用 2 ～ 4 周。孕妇忌用。

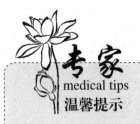

专家
medical tips
温馨提示

　　骨质增生患者应多吃一些含钙量高的食物，如牛奶、奶制品，虾皮、海带、芝麻酱、豆制品也含有丰富的钙，经常吃，也有利于钙的补充，注意营养结构。由于骨质增生与肥胖、脱钙、维生素 A 和维生素 D 缺乏有关，因此在饮食起居上要注意以下几点：要适当增加户外活动，尽量避免长期卧床休息；进食高钙食品，以确保老年人骨质代谢的正常需要。老年人钙的摄取量应较一般成年人增加 50% 左右，即每日成分钙不少于 1200 毫克，故宜多食牛奶、蛋类、豆制品、蔬菜和水果，必要时要补充钙剂。超体重者宜控制饮食，增加活动，减轻体重，以利于减轻关节负重；蛋白质的摄入要有限度，食物中过高的蛋白质会促使钙从体内排出；要增加多种维生素的摄入，如维生素 A、维生素 B_1、维生素 B_6、维生素 B_{12}、维生素 C 和维生素 D 等。

　　患者宜睡硬板床。睡硬板床可以减少椎间盘承受的压力。注意腰间保暖，尽量不要受寒。避免着凉和贪食生冷之物，不要长时间待在空调环境里，这样对腰部不好！加强腰背部的保护。白天腰部戴一个腰围，有利于腰椎的恢复和治疗。不要做弯腰又用力的动作（如拖地板……）注意劳动姿势，避免长久弯腰和过度负重，以免加速椎间盘的病变。急性发作期尽量卧床休息，疼痛期缓解后也要注意适当休息，不要过于劳累，以免加重疼痛。

强直性脊柱炎千家妙方

强直性脊柱炎是病因不明的常见疾病，过去称为中枢型类风湿关节炎，是一种起始于骶髂关节，并逐渐向上缓慢侵袭脊柱的慢性进行性炎症疾病，包括骶髂关节、关节突关节、肋椎关节及周围组织的侵袭性炎症。至晚期，各关节发生骨性融合，韧带骨化，最终形成脊柱骨性强直畸形状态，属中医学"骨痹""腰腿痛""龟背"范畴。

本病好发于青壮年男性，北方比南方多见。病因不明，可能与遗传因素和自身免疫有关，损伤和感染只是诱发因素。中医学认为，病因是由于禀赋不足，肾气不充，素体虚弱，容易受风寒湿热等外邪侵袭，痹阻督脉；或外伤损及腰背，瘀血阻络，气血运行不畅，内外致病因素互为因果，久之耗伤气血，筋骨失养而患骨痹，腰脊僵硬疼痛。

■ 散寒除湿治强直性脊柱炎

验方 1 乌头桂枝汤

◎ 制川乌 4.5 克，川桂枝 9 克，白芍 9 克，生姜 9 克，炙甘草 6 克，大枣 7 枚。水煎服，每日 1 剂。功效：疏风散寒，祛湿止痛。主治：强直性脊柱炎属风寒外袭型，背腰拘急疼痛，或连髋股，或引膝胫，或见寒热，腰背觉冷，遇寒则重，得温痛减。（《国医论坛》1996 年第 1 期）

验方 2　散寒化湿方

◎　桂枝 15 克，制川乌 6 克，细辛 5 克，当归 30 克，苍术 25 克。水煎服，每日 1 剂。功效：疏风散寒，祛湿止痛。主治：强直性脊柱炎属风寒外袭型，背腰拘急疼痛，或连髋股，或引膝胫，或见寒热，腰背觉冷，遇寒则重，得温痛减。(《实用中西医结合杂志》1996 年第 11 期)

验方 3　二乌活络汤

◎　制川乌、制草乌、独活、川芎、芍药、牛膝、防风、荆芥各 10 克，秦艽、当归、茯苓、杜仲、党参、黄芪、续断各 12 克，细辛 6 克，肉桂 3 克。水煎服，每日 1 剂。功效：祛风散寒除湿。适用于风寒湿邪外袭所致的强直性脊柱炎。症见背腰拘急疼痛，或连髋股，或引膝胫，或见寒热，腰背觉冷，遇寒则重，得温痛减，脉浮紧，苔薄白。

验方 4　散痹汤

◎　青风藤 40 克，生麻黄 10 克，桂枝 10 克，生姜 10 克，制附子（先煎）24 克，生石膏 18 克，木通 6 克，甘草 6 克。水煎，每日 1 剂，分 2 ～ 3 次温服。30 剂为 1 个疗程，2 个疗程间隔 2 天。功效：祛风壮阳，活络强筋。

加减：若寒盛重用附子，加细辛；若热盛减附子、桂枝，加知母、黄柏；若风盛加蜈蚣、葛根；若湿盛加薏苡仁、土茯苓；若挟瘀血加土鳖虫、水蛭；若痛甚加刘寄奴。(《陕西中医》1990 年第 3 期)

验方 5　麻藤石甘汤

◎　炙麻黄 5 克，雷公藤（先煎）5 ～ 9 克，忍冬藤 30 克，海风藤 15 克，生石膏 30 ～ 60 克，生甘草 10 克，白芥子 10 克，蜈蚣 3 条，全蝎 3 克，淫羊藿 20 克组成。加水 500 毫升，煎至 300 毫升，每日 1 剂，分早、中、晚 3 次温服。

1 个月为 1 个疗程。配以按摩、练功等活动。（《现代名中医骨科绝技》）

验方 6　舒督通痹汤

◎ 麻黄 10 克，桂枝 10 克，当归 15 克，赤芍 15 克，木瓜 15 克，伸筋草 15 克，

青风藤 15 克，乌蛇 15 克，杜仲 15 克，五加皮 15 克，独活 10 克，甘草 10 克组成。

加水 500 毫升，煎至 300 毫升，每日 1 剂，分早、中、晚 3 次温服，3 个月为 1

个疗程，一般服用 2 ～ 3 个疗程。（《现代名中医骨科绝技》）

验方 7　雷公藤合独活寄生汤

◎ 雷公藤 12 ～ 25 克，牛膝、独活、川芎、桂枝、淫羊藿、防己各 10 克，杜仲、

桑寄生各 12 克，鸡血藤、熟地黄各 15 克，薏苡仁 20 克。每日 1 剂，水煎服，

重症酌用非甾体抗炎药。治疗 3 ～ 4 周为 1 个疗程。（《南京中医药大学学报》

1998 年第 5 期）

■ 温肾通络治强直性脊柱炎

验方 1　乌头桂枝汤

◎ 制川乌 4.5 克，桂枝、生姜、白芍各 9 克，炙甘草 6 克，大枣 7 枚。酌

加防己、萆薢、薏苡仁、土茯苓、威灵仙等。每日 1 剂，水煎服。功效：温补肾阳，

佐以活血祛风止痛。适用于肾阳虚所致的强直性脊柱炎。症见背腰部及腿部疼

痛以酸软为主，喜温喜按，腰膝无力，遇劳加重。伴阳虚则畏寒肢冷，遇冷加重，

得温则舒，面色㿠白，手足不温。（《国医论坛》1996 年第 2 期）

验方 2　温肾通督汤

◎　川续断 15 克，金狗脊 40 克，淫羊藿 10 克，炒杜仲 15 克，鹿角霜 10 克，制附片 12 克，桂枝 10 克，骨碎补 10～20 克，生地黄、熟地黄各 12 克，赤芍、白芍各 10 克，生薏苡仁 30 克，伸筋草 30 克，白僵蚕 12 克，土鳖虫 10 克，知母 15 克，麻黄 3～9 克，羌活、独活各 10 克，草乌 9 克，防风 10 克，牛膝 18 克。水煎服。功效：补肾强督，温经散寒，活血化瘀。适用于肾虚督寒型强直性脊柱炎。（《实用中医风湿病学》）

验方 3　肾痹汤

◎　熟地黄 20 克，何首乌 20 克，淫羊藿 20 克，桑寄生 20 克，川续断 20 克，丹参 20 克，杜仲 15 克，地龙 15 克，川芎 12 克，红花 12 克，菝葜 30 克，白毛狗脊 30 克。水煎，每日 1 剂，分 2 次服。3 周为 1 个疗程，疗程间隔 1 周。若舌红少苔脉数者加玄参、生地黄；遇冷加重者加制附片、桂枝；关节肿痛者加木瓜、牛膝；肩、颈项部疼痛加羌活、葛根、威灵仙。治疗期停用其他药物（原服抗风湿类药物者，逐渐减量，1～2 周减完），在疼痛能耐受情况下，指导患者进行功能锻炼。功效：益肾养血，祛邪化瘀。（《中医正骨》1992 年第 4 期）

验方 4　补肾强督治赢汤

◎　熟地黄 15～20 克，淫羊藿 9～12 克，狗脊 30～45 克，制附子 9～12 克，鹿角胶（烊化）10 克，川续断 12～20 克，骨碎补 15～20 克，羌活 10 克，独活 10 克，桂枝 12～20 克，赤芍 12 克，白芍 12 克，知母 12～25 克，土鳖虫 6～9 克，防风 12 克，麻黄 3～9 克，干姜 6～9 克，牛膝 12～18 克，炙穿山甲 6～9 克，炙草乌 5～9 克。上药加水 500 毫升，煎至 300 毫升，每日 1 剂，

分早、中、晚 3 次温服。（《现代名中医骨科绝技》）

验方 5　补肾强督汤方

◎　川续断 15 克,金毛狗脊 40 克,淫羊藿 10 克,炒杜仲 15 克,鹿角霜（或胶）10 克，制附子 12 克，桂枝 10 克，骨碎补 10 克，薏苡仁粉 30 克，伸筋草 30 克，僵蚕 12 克，土鳖虫 10 克，知母 15 克，麻黄花 3～9 克，干姜 6～9 克，羌活、独活各 10 克，草乌 9 克，牛膝 10 克。水煎内服，每日 1 剂。功效：补肾强督，温经散寒，活血化瘀。本药适用于中期腰脊变形者。（《中医骨伤辨病专方》）

验方 6　补肾祛寒活络汤

◎　狗脊、玄参、白芍各 10 份，熟地黄 7 份，陈皮、羌活、白术、枸杞子、桂枝、牛膝各 4 份，当归、炙穿山甲各 3 份。若虚寒兼标热，去桂枝、熟地黄，加金银花、生地黄、地骨皮、桑枝;血瘀加红花、桃仁。每日 1 剂，水煎空腹服，服 15～30 剂。适用于早期强直性脊柱炎。（《新中医》1995 年第 11 期）

■ 滋补肾阴治强直性脊柱炎

◎　白芍 20 克，生地黄 30 克，甘草、乳香、没药、蜂房、五味子、川续断、独活各 9 克，麦冬、丹参、木瓜、桑寄生各 15 克。水煎服，每日 1 剂。功效：滋补肾阴，佐以活血祛风止痛。适用于肾阴虚所致的强直性脊柱炎。症见背腰部及腿部疼痛以酸软为主，喜温喜按，腰膝无力，遇劳加重；伴心烦失眠，手足心热，足跟疼痛等。（经验方）

■ 肝肾双补治强直性脊柱炎

验方 1 双骨二活汤

◎ 骨碎补 20 克，补骨脂 10 克，羌活、独活各 10 克，生、熟地黄各 12 克，赤芍、白芍各 10 克，白蒺藜、山茱萸、乌梢蛇各 10 克，蜈蚣 3 条，炙穿山甲 9 克，威灵仙 12 克，桂枝 12 克，络石藤、鸡血藤各 30 克，寻骨风 10 克，松节 15 克，川续断 18 克，制附子 10 克，伸筋草 30 克，土鳖虫 9 克，炒黄柏 10 克，红花 10 克。水煎服。功效：滋补肝肾，壮骨荣筋。适用于肝肾两虚型强直性脊柱炎。（《实用中医风湿病学》）

验方 2 补肾强督治尪汤

◎ 骨碎补 20 克，补骨脂 10 克，羌活、独活各 10 克，生地黄、熟地黄各 12 克，赤芍、白芍各 10 克，白蒺藜 10 克，山茱萸 10 克，乌梢蛇 10 克，蜈蚣 3 条，炙穿山甲 9 克，威灵仙 12 克，桂枝 12 克，络石藤 30 克，鸡血藤 30 克，寻骨风 10 克，松节 15 克，川续断 18 克，制附片 10 克，伸筋草 30 克，土鳖虫 9 克，炒黄柏 9 克，红花 10 克。每日 1 剂，水煎内服。本方适用于症状较重者。功效：补肝滋肾，壮骨荣筋。（《中医骨伤辨病专方》）

■ 活血祛瘀治强直性脊柱炎

验方 1 活络效灵丹加减方

◎ 丹参 30 克，当归 15 克，乳香、没药、全蝎、蜂房、土鳖虫、桂枝、独活、炙甘草各 9 克，地龙、熟地黄各 12 克，细辛 3 克。水煎服，每日 1 剂。功效：

活血祛瘀，佐以温通祛风止痛。适用于瘀血阻滞所致的强直性脊柱炎，表现为腰背及腿部疼痛，疼痛拒按或刺痛，夜间加剧，脉涩。

验方 2　强直舒

◎ 全蝎 9 克，蜈蚣 9 克，甘草 9 克，桂枝 10 克，细辛 10 克，当归 12 克，杜仲 12 克，仙茅 12 克，骨碎补 12 克，枸杞子 10 克，红花 12 克，防己 10 克，生川乌（先久煎）12 克，海风藤 15 克，秦艽 15 克，丹参 15 克，青风藤 20 克，黄芪 60 克。水煎，每日 1 剂，分 2 ～ 3 次服，10 天为 1 个疗程，一般须 3 ～ 4 个疗程。早期配以吲哚美辛、阿司匹林之类药物服用（7 ～ 10 天）。功效：补肝肾，强筋骨，祛风湿，蠲痹痛。(《陕西中医》1993 年第 5 期)

■ 清热通络治强直性脊柱炎

验方 1　清热化湿方

◎ 忍冬藤 30 克，黄柏 15 克，苍术 25 克，当归 30 克，威灵仙 15 克，甘草 10 克。水煎服，每日 1 剂。功效：清热利湿，通络止痛。主治：强直性脊柱炎属湿热浸润型，腰背及腿部疼痛，活动后痛可减轻，口干不欲饮，无畏寒，但恶热。(《实用中西医结合杂志》1996 年第 11 期)

验方 2　复方雷公藤煎

◎ 雷公藤 10 克，生地黄 30 克，川续断 15 克，金银花 30 克，川牛膝 18 克，赤芍 15 克。水煎服，每日 1 剂。功效：清热利湿，通络止痛。主治：强直性脊柱炎属湿热浸润型，腰背及腿部疼痛，活动后痛可减轻，口干不欲饮，无畏寒，但恶热。(《山东中医杂志》1988 年第 5 期)

验方 3 肾痹汤

◎ 生地黄 20～90 克，白芍、赤芍、川续断、王不留行各 15 克，黄芪、蒲公英、葛根、独活各 20 克，金银花、土茯苓各 30 克，红花 10 克。每日 1 剂，水煎服，用 3 个月。适用于湿热浸淫型脊柱炎，表现为腰背部及腿部疼痛，口干不欲饮，恶热，舌红、苔黄腻，脉濡数。功效：清热祛湿，通络止痛。

加减：若痛剧酌加紫花地丁、板蓝根；下肢浮肿或关节积液酌加车前草、薏苡仁；形寒肢冷加桂枝；小关节肿痛加贝母、威灵仙；关节明显肿胀畸形加杜仲、淫羊藿、骨碎补；疼痛顽固、久治不愈酌加蜈蚣、全蝎。(《南京中医药大学学报》1997 年第 3 期)

验方 4 补肾清热治尪汤

◎ 生地黄 18 克，川续断 15 克，地骨皮 12 克，骨碎补 18 克，秦艽 20 克，赤芍 12 克，知母 12 克，炒黄柏 12 克，忍冬藤 30 克，威灵仙 15 克，羌活、独活各 9 克，土鳖虫 9 克，蚕沙 10 克，制乳香、制没药各 6 克。水煎内服，每日 1 剂。功效：益肾壮督，清热活络。现代药理研究证实为治类风湿药，具有消炎、镇痛作用。本方较适用于本病的早期。(《中医骨伤辨病专方》)

验方 5 骨痹汤

◎ 生地黄 30 克，葛根 30 克，金银花 30 克，土茯苓 30 克，川牛膝 20 克，独活 20 克，威灵仙 15 克，王不留行 15 克，川芎 15 克，红花 15 克，川续断 15 克。加水 500 毫升，煎至 300 毫升，每天 1 剂，分早、晚 2 次温服。(君玉茹《现代名中医骨科绝技》)

验方6　复方地黄汤

◎　生地黄 18 克，川续断 15 克，地骨皮 12 克，骨碎补 18 克，秦艽 20 克，赤芍 12 克，知母 12 克，炒黄柏 12 克，忍冬藤 30 克，威灵仙 15 克，羌活、独活各 9 克，土鳖虫 9 克，蚕沙 10 克，络石藤 30 克，透骨草 20 克，红花 10 克，制乳香、制没药各 6 克。水煎。功效：益肾壮督，清热活络。适用于郁久化热型强直性脊柱炎。（《实用中医风湿病学》）

验方7　复方鸡血藤汤

◎　鸡血藤、桑寄生、威灵仙、续断、枸杞子、茯苓、银花各 30 克，丹参、狗脊、连翘各 20 克，制附子 15～20 克，赤芍、白术、菟丝子各 15 克，桂枝、红花各 10 克，木香 6 克。兼髋、膝疼痛加独活、牛膝；有热去附子、威灵仙，加生石膏。水煎服。（《常见疼痛中医简便诊治》）

验方8　四妙丸加减方

◎　黄柏、苍术、牛膝、秦艽、白附子、防己、独活、川续断、蜂房、姜黄各 9 克，薏苡仁、鸡血藤各 30 克，桑寄生 20 克，徐长卿 15 克，蜣螂虫 3 克。水煎服，每日 1 剂。功效：清热利湿，佐以祛风止痛。适用于湿热浸淫所致的强直性脊柱炎。（经验方）

■ 化痰散结治强直性脊柱炎

验方1　黄芪昆藻汤

◎　生黄芪 60 克，枸杞子 30 克，蜂房 10 克，海藻 9 克，昆布 9 克，炒牛蒡子 9 克，当归 12 克，葛根 12 克，白芥子 6 克，穿山甲片 6 克，桂枝 6 克，血竭 3 克。水煎,每日 1 剂,分早、晚 2 次服用,30 剂为 1 个疗程,连服 2 个疗程。同时用外治方(川椒目、海藻、鸡血藤、制扶筋各 30 克,羌活、独活、制半夏、昆布、木瓜、桂枝各 15 克,胆南星 9 克,制川乌、草乌各 5 克)纱布包之,用水 3000 毫升,煎 20 分钟,倒入浴缸温水中浸泡,水量以能浸泡整个人体为度,每次浸泡 30 分钟,每周 2 次。每料中药可用 3 次,无不良反应者,可连用 16 次。平时嘱患者每日做脊柱的伸、屈、按摩转动练习,夜卧板床。功效:扶正化痰,软坚散结。适用于腰背疼痛,腰板僵硬,甚或病变部位完全强直,疼痛消失,但严重畸形。(《上海中医药杂志》1991 年第 9 期)

验方 2　扶正化痰内治方

◎ 露蜂房 10 克,白芥子 9 克,穿山甲 9 克,桂枝 9 克,海藻 9 克,昆布 9 克,炒牛蒡子 9 克,生黄芪 60 克,当归 12 克,葛根 12 克,血竭 3 克,枸杞子 30 克。加水 500 毫升,煎至 300 毫升,每日 1 剂,分早、晚 2 次温服,一般以 30 剂为 1 个疗程,连用 2 个疗程。(《颈肩腰腿痛千家妙方》)

验方 3　扶正化痰外治方

◎ 川椒目 30 克,制扶筋 30 克,海藻 3 克,鸡血藤 30 克,独活 15 克,羌活 15 克,制半夏 15 克,昆布 15 克,木瓜 15 克,桂枝 15 克,制川乌 5 克,制草乌 5 克,胆南星 9 克。用纱布包之,用水 3000 毫升,煎 20 分钟,倒入浴缸温水中,水量以能够浸泡整个人体为度。每次浸浴半小时。每周 2 次。每付中药可用 3 次。无不良反应者,可连续浸浴 16 次。(《现代名中医骨科绝技》)

■ 青娥益损汤治强直性脊柱炎

◎ 生黄芪、党参、当归、杜仲、牛膝、海桐皮各 30 克，狗脊 100 克，姜黄、炒苍术各 20 克，生天南星 15 克。每日 1 剂，水煎服，1 个月为 1 个疗程。若虚寒加桂枝、制附子；湿热加黄柏。（《辽宁中医杂志》1998 年第 10 期）

■ 虫类药物验方治强直性脊柱炎

◎ 蚂蚁：研细末，每次 5 克，每日 3 次，吞服或装胶囊服，1 个月为 1 个疗程。或用蜈蚣：研细末，每次 2 ～ 3 条，每日 2 次，吞服或装胶囊服，15 天为 1 个疗程。

■ 热熨敷治疗强直性脊柱炎

验方 1　吴茱萸热熨方

◎ 吴茱萸 90 克，花椒 60 克，肉桂、葱头各 30 克，共炒热用布包裹，趁热反复熨敷腰背部，每次 30 分钟，每日 1 ～ 2 次。（《中西医结合治疗风湿类疾病》）

验方 2　干辣热熨方

◎ 干姜 60 克，干辣椒 30 克，木瓜 25 克，乌头 20 克；或川芎、木瓜各 12 克，川乌、草乌、茅术、当归、牛膝、香附各 10 克，独活、郁金、鸡血藤各 6 克，细辛 3 克，水煎先用热气熏患部，然后用毛巾浸湿趁热敷患部，早、晚各 1 次，5 ～ 10 次为 1 个疗程。

验方 3　山柰二活散

◎ 山柰、羌活、独活、川芎、白芷、徐长卿、青木香、苏木、桂枝、当归、制乳香、制没药、细辛各 15 克，冰片 5 克。将上药共研为末，与淘净的细沙 30 克拌匀，装入布袋内，放锅内隔水蒸 30 分钟取出，叠在另一未蒸的药袋上，放于疼痛处，留置 30 分钟。每日 1 次，10 次为 1 个疗程。

■ 药液涂搽治疗强直性脊柱炎

验方 1　二乌南夏酒

◎ 生川乌、生草乌、生天南星、生半夏、松节各 30 克。共研细末，用酒浸外搽患部，每日 1 ～ 2 次。

验方 2　四乌酒

◎ 川乌、草乌、乌梅、乌梢蛇各 15 克，共置 500 毫升白酒内浸泡 7 日后，用棉花蘸药酒涂搽患部，擦至有热感为度，每日 2 ～ 3 次。

验方 3　乌头乳香膏

◎ 生乌头 30 克，乳香 5 克。共研细末，加蓖麻油 30 毫升，猪油适量调和成膏，烘热涂搽患部，以掌心摩擦至发热为度，每日 1 ～ 2 次。

■ 敷贴法治强直性脊柱炎

验方 1　苍柏羌活饼

◎ 苍术 12 克，黄柏、羌活各 15 克，龙胆草 6 克，防己 20 克，桂枝、白芷各 10 克，神曲适量。将上述诸药共研为末，装瓶备用，用时取药末，加烧酒少许制成药饼，敷贴于患处，盖以纱布，胶布固定。每日 1 次，10 次为 1 个疗程。

验方 2　姜黄乳没膏

◎　姜黄、乳香、没药各 15 克，羌活 12 克，干姜 10 克，栀子 9 克。将上述诸药共研为末，用醋调制成 65% 软膏外敷于患处。每日 1 次，10 次为 1 个疗程。

■ 熏洗法治强直性脊柱炎

◎　伸筋草 20 克，透骨草、千年健、荆芥各 15 克，苏木、川芎、威灵仙、桃仁、路路通各 12 克。将上述诸药用水煎煮，取药液去残渣，先熏后洗患处。每日 1 ～ 2 次，每次 10 ～ 15 分钟，20 次为 1 个疗程。

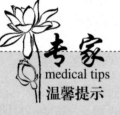

专家
medical tips
温馨提示

避免长时间弯腰工作，除急性发作期需卧床休息外，可从事一些轻松工作，但不要从事弯腰工作，以防驼背畸形。平时可在医生的指导下，使用各种外用固定器，以保持脊柱及四肢各关节的生理姿势和功能。慎起居，适寒温，节房事，注意防寒、防潮，衣着应温暖，不要在寒冷潮湿的环境睡卧，汗出勿当风，活动出汗后不可乘热汗冷水淋浴或入冷水洗浴避免风寒湿邪侵袭。积极防治各种感染性疾病，如感冒、结肠炎、泌尿生殖系统感染及局部化脓性感染，以防诱发本病。

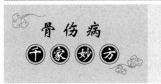 骨质疏松症千家妙方

　　骨质疏松症是以慢性腰背疼痛，甚则畸形、骨折为主要表现的一种全身性骨量减少性疾病。人在35岁以后身体中骨质的总量就逐渐减少，每10年减少10%～15％，女性绝经、男性50岁以后更是明显减少。其减少的早期表现有身高缩短、牙齿松动脱落，进一步可发展到全身骨痛，且因为骨质的减少，骨的脆性增加，即使轻度外伤或无外伤情况也可造成骨折，脊柱骨被压塌或压缩性骨折最为常见，生活中或上下楼梯或转身等稍不注意即造成股骨骨折，严重的可造成畸形，表现为驼背、变矮、下腹壁突出，骨盆前倾，膝关节、髋关节屈曲畸形、踝关节僵硬、使内翻、步伐缓慢变小，步态不稳等。这就是医学上称之为"骨质疏松症"，随着年龄增长而减少的为"生理性骨质疏松"，出现骨折，身体畸形的则为"病理性骨质疏松症"。

　　国外文献报道，凡年龄大于50岁的男性和大于40岁的女性都有不同程度的骨质疏松。因此，本病又有"增龄性骨质疏松""老年性骨质疏松"等称谓。

　　中医学对本病虽无系统的论述，但从其临床表现及骨结构改变上看，当属"骨痿""腰背痛"等范围。《素问·痿论》云："肾气热，则腰脊不举，骨枯髓减，发为骨痿。"腰脊不举，就是腰部不能挺直过伸，此与骨质疏松症主要特征"圆背"畸形、腰背不能挺直是一致的。于此可见本病的真正原因，是肾虚内在因素为根本，风寒湿邪以及外伤的侵袭、积累为外因的发病机制。然本病虽属先

天之肾气虚，本在先天，日久势必影响后天之脾胃，运化失职，营养补给不充，气血虚衰等见症。故其治当在补肾益精的同时，必须兼理脾胃以求全功，是治法之大要也。

■ 辨证选方治骨质疏松症

验方 1　左归丸滋阴大补汤

◎　熟地黄 24 克，山药 12 克，山茱萸 12 克，枸杞子 12 克，鹿角胶 12 克，龟甲胶 12 克，菟丝子 12 克，牛膝 9 克，知母 8 克，黄柏 6 克。用法：水煎服，每日 1 剂，1 个月为 1 个疗程，一般 1～3 个疗程即可好转或痊愈。此为左归丸（《景岳全书》）与大补阴丸（《丹溪心法》）化裁方。功效：滋阴壮骨，益肾填精。适用于骨质疏松症肝肾阴虚型。症见腰膝酸痛，眩晕耳鸣，失眠多梦，患部痿软微热，关节僵硬。男子阳强易举，遗精，妇女经少经闭，或崩漏，形体消瘦，潮热盗汗，五心烦热，咽干颧红，溲黄便干，舌红少津，脉细数。

验方 2　参苓白术散加减方

◎　莲子肉 8 克，薏苡仁 10 克，砂仁 3 克，桔梗 6 克，白扁豆 12 克，茯苓 15 克，人参 10 克，甘草 8 克，白术 10 克，山药 12 克，陈皮 10 克。用法：水煎服，每日 1 剂，1 个月为 1 个疗程，一般 1～3 个疗程即可好转或痊愈。功效：健脾益气，温阳补肾。适用于骨质疏松症脾气虚衰型。症见腰背酸痛，双膝行走无力，甚则轻微运动可引起胸背剧痛，或腰弯背驼，纳少，腹胀，饭后尤甚，大便溏薄，肢体倦怠，少气懒言，面色萎黄或浮肿，或消瘦，舌淡苔白，脉缓弱无力。（参苓白术散原方出自《太平惠民和剂局方》）

验方 3　右归丸加减方

◎　熟地黄 24 克，制附子 12 克，肉桂 6 克，山药 12 克，菟丝子 12 克，鹿角胶（烊化）12 克，枸杞子 12 克，杜仲炭 12 克，山茱萸 9 克，当归 9 克。用法：水煎服，每日 1 剂，1 个月为 1 个疗程，一般 1 ～ 3 个疗程即可好转或痊愈。功效：温肾助阳补虚。适用于骨质疏松症肾阳虚衰型。症见腰膝酸软而痛，畏寒肢冷。尤以下肢为甚，头目眩晕，精神萎靡，面色苍白，或漆黑，舌淡胖苔白，脉沉弱。或阳痿，妇女宫寒不孕；或大便久泄不止，完谷不化，五更泄泻；或浮肿，腰以下为甚，按之凹陷不起，甚则腹部胀满，全身肿胀，心悸咳喘等。（右归丸原方出自《景岳全书》）

验方 4　河车大造丸加减方

紫河车 20 克，熟地黄 12 克，杜仲 12 克，天冬 12 克，麦冬 12 克，龟甲 9 克，黄柏 9 克，牛膝 6 克。用法：水煎服，每日 1 剂，1 个月为 1 个疗程，一般 1 ～ 3 个疗程即可好转或痊愈。功效：滋肾填精补血。适用于骨质疏松症肾精不足型。症见患部酸楚隐痛，筋骨痿弱无力；表现为早衰，发脱齿摇，健忘恍惚，舌红，脉细弱。（河车大造丸原方出自《本草纲目》）

■ 健骨灵胶囊治骨质疏松症

◎　杜仲 15 克，川续断 15 克，山药 15 克，熟地黄 15 克，枸杞子 20 克，菟丝子 15 克，狗脊 20 克，山茱萸 20 克，蛤蚧 1 对，鹿角霜 15 克。共研细末，装入 "0" 号胶囊中。每次 2 粒，每日 3 次，饭前吞服。主治：骨质疏松症，应用激素类药不当引起股骨头坏死。（《方药传真》邓福树主任医师经验方）

■ 补肾壮骨羊藿汤治骨质疏松症

◎ 淫羊藿 25 克，肉苁蓉 20 克，鹿角霜 15 克，熟地黄 15 克，鹿衔草 15 克，骨碎补 15 克，全当归 15 克，生黄芪 20 克，生牡蛎 50 克，川杜仲 15 克，鸡血藤 15 克，广陈皮 15 克，制黄精 15 克，炒白术 15 克。300 毫升水煎取汁，每日 1 剂，早、晚分服。功效：补肾、益脾、壮骨。主治：骨质疏松症。（长春中医药大学附属医院主任医师经验方）

按：本方中药用淫羊藿甘温归肝肾经，补命门，兴肾阳，益精气，以"坚筋骨"也，主腰膝酸软无力，肢麻，痹痛，为君药；合臣药肉苁蓉、鹿角霜之入肾充髓，补精血，益阳气，与君药相配伍，其强筋健骨之力益著；配熟地黄之滋肾阴健骨，骨碎补、鹿衔草以入肾补骨镇痛，当归之补血，黄芪、牡蛎、杜仲益气敛精，盖有形之血赖无形之气而生，故久病或年老体衰，气血不足，精少，力疲，骨痿筋弱者，于此，将会获得很大裨益；加入鸡血藤之活血补血，通经活络，止痛，以取"通则不痛"之功。黄精、白术、陈皮，以益气补精，健脾和胃，且可拮抗本方滋补药腻膈之弊，皆为佐使药。以上诸药相伍，有补命门，壮肾阳，滋阴血，填精髓，通经络，健脾胃，坚筋骨之功效。

本方药临床应用 30 多年，疗效可靠，无不良反应（据临床报道统计，120 例中，显效 10 例，好转 88 例，无效 22 例，总有效率 81.67%）。但在辨证、审因、论治的基础上，加减变通甚为重要。经动物实验表明：该复方能够明显减轻肾虚模型动物性器官和肾上腺重量减轻程度，并有增加动物的自主活动，抑制体重下降的作用。

■ 常用验方治骨质疏松症

验方 1　骨痿灵

◎　熟地黄、山茱萸、虎骨（狗骨代，量加倍）、杜仲、赤芍、川芎、香附、泽泻、黄芪各 10 克，当归、茯苓各 15 克，鹿茸、肉桂各 3 克，牛膝、地龙各 12 克，柴胡 8 克，龟甲 30 克。将鹿茸、狗骨制成细面，将龟甲久煎后再放入其他药物煎煮。取汁 500 毫升左右即可冲服鹿茸狗骨面剂（每次 5 克）。20 天为 1 个疗程。功效：补肾健脾，强筋壮骨。主治中老年骨质疏松症。

验方 2　补肾健骨汤

◎　熟地黄 20 克，山药、丹参各 15 克，山茱萸、菟丝子、牛膝、鹿角胶、龟甲胶、淫羊藿、肉苁蓉各 10 克，田三七（研末冲服）3 克，枸杞子 8 克。用法：每日 1 剂，水煎服。功效：补肾填精，壮骨生髓。主治老年骨质疏松症。

验方 3　骨痹汤

◎　骨碎补、鹿衔草、鹿角霜、千年健、补骨脂各 15 克，狗脊、肉苁蓉、熟地黄、鸡血藤各 30 克，怀牛膝 10 克。用法：水煎服，每日 1 剂，早、晚分服。功效：补益肝肾，祛湿通络。主治绝经后骨质疏松症。

验方 4　补肾填精汤

◎　黄芪 30 克，女贞子、补骨脂、菟丝子、枸杞子、杜仲、川续断、肉苁蓉、淫羊藿、山药各 15 克，生牡蛎 50 克，延胡索 10 克。用法：每日 1 剂，水煎，分 2 次服。功效：补肾填精。主治绝经期后妇女骨质疏松症。

■ 食疗验方治骨质疏松症

验方 1　鱼头炖豆腐

◎ 鲢鱼头 500 克,豆腐块 500 克,生姜片、蒜瓣、食醋、精盐、麻油各适量。做法:鱼头去鳃,肠洗净,从鱼骨中间横向剁成 2 大块,放入砂锅中,加生姜片、蒜瓣、食醋和适量清水,用大火烧开,改用小火烧 4 ~ 5 分钟,加入豆腐块、麻油、盐,再炖 10 分钟, 至豆腐入味, 食用。功效:鱼头和豆腐中均含有较高的钙质,有利于补充人体钙元素。

验方 2　牛肉粥

◎ 新鲜牛肉 100 克,粳米 250 克,调料适量。做法:新鲜牛肉洗净,切成小块,加水及调料煮熟,再放入粳米,加水煮粥,待肉烂粥熟,加作料煮沸即可,每日早餐热食。功效:有滋养脾胃、强筋壮骨之功效,对骨质疏松症有良好疗效。

验方 3　黄豆核桃鸡

◎ 鸡 750 克,黄豆 50 克,核桃 50 克,葱白 2 根,生姜 2 片,黄酒 15 毫升,食盐、胡椒粉适量。将鸡洗净砍成块,黄豆泡发,葱白成结,除胡椒粉外均投入汽锅内,加水至 2/3 满,隔水以小火蒸 2 小时,出锅放少许胡椒粉。佐餐食用。

验方 4　豆腐猪骨汤

◎ 猪骨汤 1000 毫升,豆腐 2 块,鸡蛋 1 枚,虾皮 25 克,葱、姜、蒜、生油、食盐、味精适量。鸡蛋破壳入小碗,以筷子打匀加少量水和盐,蒸熟备用,豆腐切小块。油锅烧热放入蒜爆香,加猪骨汤、虾皮,沸后将蒸蛋以大匙分次舀入汤中,再加进豆腐煮沸,放葱、盐、味精出锅。佐餐食用。

验方5　黄豆芽炖排骨

◎　黄豆芽、排骨各500克，生姜2片，黄酒15毫升，食盐、味精、胡椒粉适量。以高压锅炖排骨汤备用，黄豆芽去根洗净切两段，大火翻炒豆芽至进油，倒入砂锅，入汤、黄酒，小火炖30分钟，放入味精、胡椒粉。佐餐食用。

验方6　海参荷包

◎　海参3条，猪瘦肉200克，虾米10克，鸡蛋2枚，豆笋50克，鸡汤500毫升，姜、葱、酒、糖盐、味精、麻油适量。海参水发，去内脏洗净，切成两截，猪肉、虾米剁成泥加盐塞入海参腔内，鸡蛋摊成片切丝，豆笋洗净泡发。炒锅入油烧热爆姜、葱白至香味，出锅，换油下海参稍煎熟，入酒、糖、盐、豆笋、蛋丝、鸡汤煮10分钟，再放蛋丝、葱花、味精，出锅浇上麻油。佐餐食用。对骨质疏松有好的疗效。

验方7　猪骨头炖海带

◎　猪骨头1000克，海带150克，姜、葱、胡椒粉、味精、食盐各适量。高压锅内加2000毫升水，将猪骨头连同海带、生姜一同入内，旺火烧开，小火炖烂，加调料出锅。佐餐食用。常吃能有效防止骨质疏松。

验方8　龟甲蛋壳散

◎　龟甲100克，鸡蛋壳100克，洗净沥干后炙酥研细末，白糖50克和匀，每日2次，每次服5克。此方适用于骨质疏松症和骨折中后期患者。

验方9　党参炖猪髓煎

◎　猪脊髓100克，党参5克，菟丝子5克，熟地黄5克，食盐适量，隔水炖4小时。饮汤食猪脊髓。此方适用于骨质疏松症患者冬令调摄。

验方 10　桃仁芝麻散

◎　核桃仁 100 克，沸水浸泡后撕去表皮，沥干。芝麻 50 克，白糖 30 克，同捣和，每日 2 次，每次服 15 克。此方适用于骨质疏松症腰痛酸软者。

验方 11　海马牛鞭膏

◎　海马粉 50 克，牛鞭 500 克，丹参 500 克，黄芪 250 克，阿胶 250 克，核桃仁 250 克研末，冰糖 250 克。黄芪、丹参水煎 3 次，去渣存汁混合，加入洗净浸胀切片的牛鞭，文火煎煮成浓汁，再加陈酒炖烊的阿胶、冰糖、海马粉、核桃仁收膏。每日服 2 次，每次 2～5 毫升。此方适用于骨质疏松症患者冬季服用。

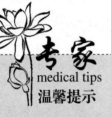

专家
medical tips
温馨提示

人到中年，尤其妇女绝经后，骨丢失量加速进行。此时期应每年进行一次骨密度检查，对快速骨量减少的人群，应及早采取防治对策。近年来欧美各国多数学者主张在妇女绝经后 3 年内即开始长期雌激素替代治疗，同时坚持长期预防性补钙或用骨肽口服制剂骨肽片进行预防治疗，以安全、有效地预防骨质疏松。日本则多主张用活性维生素 D（罗钙全）及钙预防骨质疏松症，注意积极治疗与骨质疏松症有关的疾病，如糖尿病、类风湿关节炎、脂肪泻、慢性肾炎、甲状旁腺功能亢进症或甲状腺功能亢进症、骨转移癌、慢性肝炎、肝硬化等。

骨伤病
千家妙方

肱骨外上髁炎（网球肘）千家妙方

肱骨外上髁炎，是急、慢性损伤造成肱骨外上髁及周围组织发生无菌性炎症而疼痛的劳损性疾病，多发生于青壮年。因其常见于从事旋转前臂和屈伸肘、腕关节的特殊工种，如瓦工、木工、钳工、厨师、乒乓球及网球运动员，故俗称"网球肘"。属中医学的"肘痛""伤筋"范畴。

急性扭伤者，局部肿胀剧痛，不敢活动。慢性劳损者，肱骨外上髁、肱桡关节附近疼痛，局部很少有肿胀，疼痛在旋转、提拉、端提等动作时更明显，并可延伸腕肘向下放射，劳累后加重，在前臂旋转活动时，如拧毛巾、上提重物等疼痛也加重。

本病多由于血瘀筋伤所致，故治疗总以祛瘀柔筋为宜。新伤者宜活血、祛瘀、止痛；陈旧伤给予活血化瘀、补气养血最佳。

■ 活血止痛汤治血瘀型网球肘

◎ 当归尾、赤芍、川芎、苏木、陈皮、桃仁、乌药、木通各 10 克，续断 12 克，没药、乳香各 9 克，甘草 6 克。水煎服，每日 1 剂。功效：活血祛瘀，柔筋止痛。肿胀明显重用赤芍，加穿山甲、红花；痛剧加延胡索、土鳖虫。（经验方）

■ 补筋丸养血濡筋治网球肘

◎ 补筋丸:五加皮、木瓜、当归、牡丹皮、丹参各12克,熟地黄、茯苓、肉苁蓉、菟丝子、山药、木香、党参各10克,沉香、丁香各6克。水煎服,每日1剂。功效:活血化瘀,补气养血。畏寒肢冷加淡附子、肉桂;骨软筋疲加杜仲、川续断。(王惟恒《中医治验·偏方秘方大全》)

■ 四君芍草汤补气养血治网球肘

◎ 白芍、炒延胡索各30克,党参15克,白术、茯苓、生甘草、细辛各10克。每日1剂,水煎分2次服,14剂为1个疗程。功效:健脾补气,养血濡筋,缓急止痛。

加减:气虚加黄芪、大枣、怀山药;血虚加鸡血藤、全当归;阴虚火旺加生地黄、沙参、枸杞子;阴虚加桂枝、补骨脂、肉苁蓉;湿热内蕴加赤芍、牡丹皮、焦栀子、川黄柏。(《中医正骨》1993年第4期)

■ 养血止痛汤治网球肘

◎ 生地黄、白芍各20克,威灵仙、桂枝、大艽、丹参各15克,牛膝、香附、乌药各10克,炙甘草6克。水煎服,每日1剂。适用于慢性肱骨外上髁炎。(《炎症的中医辨治》)

■ 中药外敷治疗网球肘

验方 1　云南白药膏贴

◎ 云南白药，活血止痛膏贴。将适量白药撒在肱骨外上髁疼痛部位，再将活血止痛膏贴于其上，每 2～3 天换药 1 次，5 次为 1 个疗程。（《基层中药杂志》1995 年第 1 期）

验方 2　复方当归酒

◎ 当归、桃仁、红花、血竭、乳香、没药、川乌、草乌、甘草、徐长卿各 50 克，生姜 10 克，共置白酒 500 毫升中密封浸泡 7 日后，再加樟脑 10 克，麝香 1 克，水 100 毫升，用纱布浸透药酒湿敷患处，然后用热水袋置纱布上热敷，每日 1 次。（《常见疼痛中医简便诊治》）

验方 3　肉桂通络散

◎ 肉桂、附子、羌活、防风、当归尾各 500 克，海风藤 1000 克，莪术、三棱各 300 克，生天南星、生川乌、生草乌各 150 克，蛇床子、花椒各 100 克，细辛 60 克，冰片、樟脑各 5 克，马钱子 3 克，蟾酥 0.5 克。共研细末，过 100 目筛后装布袋内，每袋 20 克，用食醋浸透，敷托患处，上置热水袋 10 分钟，每日 2 次，3 天换药 1 次。功效：祛湿通络，活血止痛。（《江苏中医》1993 年第 12 期）

验方 4　消痛散

◎ 生麻黄 100 克，生半夏 100 克，生天南星 100 克，白芥子 100 克，生草乌 60 克，生川乌 60 克，白芷 60 克，细辛 60 克，红花 60 克，血竭 40 克，吴茱萸 80 克，冰片 70 克。上药共研细末，用蜂蜜作为基质，将其搅拌成糊状，置罐中备用，用时按患处面积大小，摊在布上或棉纸上，敷贴于患处，用绷带包扎固定，2 ～ 3 天更换 1 次。3 次为 1 个疗程。(《现代名中医骨科绝技》)

■ 红花乌头酒热敷治顽固性网球肘

◎ 红花 50 克，桃仁 50 克，当归 50 克，血竭 50 克，乳香 50 克，没药 50 克，川乌 50 克，徐长卿 50 克，甘草 50 克，生姜 10 克。用白酒 500 毫升密封浸泡上药之后滤汁，然后再用白酒 500 毫升浸泡后滤汁，两次浸液合一，加樟脑 10 克，麝香 1 克，加水 100 毫升，装瓶密闭备用。使用时将药酒摇匀，用 10 厘米 ×10 厘米大小的 6 ～ 8 层纱布蘸药酒外敷于患处，外层用油纸或塑料薄膜覆盖包扎，以防止药物向外挥发，然后将热水袋置于外层热敷。每晚 1 次，5 次为 1 个疗程，间隔 2 天行下 1 个疗程。功效：活血化瘀，通络止痛。适用于顽固性网球肘。(《中国骨伤科杂志》1988 年第 4 期)

■ 许氏温经散热敷治网球肘

◎ 肉桂、附子、羌活、防风、当归尾各 500 克，海风藤 1000 克，莪术、三棱各 300 克，生天南星、生川乌、生草乌各 150 克，蛇床子、花椒各 100 克，细辛 60 克，冰片、樟脑各 5 克，马钱子 3 克，蟾蜍 0.5 克。研末，过 100 目筛后分装于小纱布袋中，每袋约 20 克。使用时用食醋浸湿药袋，外敷患处，上置热水杯加热 10 分钟至自觉有气灼烫皮肤，每日 2 次。3 日换药 1 次。[江苏中医，

1993 年第 12 期；江苏省已故名老中医许矩材之遗方]

■ 中药熏洗治疗网球肘

验方 1　二乌半夏煎

◎　生川乌、生草乌、生半夏各 15 克，生天南星、桂枝、苏木、川花椒、细辛各 12 克。煎水熏洗患处，每日 2 次，每次 15 分钟。(《安徽中医学院学报》1985 年第 1 期)

验方 2　桂枝桑枝煎

◎　桂枝、桑枝、威灵仙、泽兰、刘寄奴各 20 克。水煎为 2000 毫升，熏洗患处，每日 2 次，每次 20 分钟。功效：温经通络。用以治疗多次局封未愈的肱骨外上髁炎。(《广西中医药》1995 年第 4 期)

验方 3　当归红花散

◎　当归尾、红花、苏木、姜黄、白芷、威灵仙、羌活、五加皮、海桐皮、花椒各 15 克，乳香 9 克，透骨草 30 克。上药水煎后趁热熏洗患处，每日 2 次，每次洗 40 分钟。(经验方)

■ 发疱法治网球肘

◎　取斑蝥粉 0.01 ～ 0.02 克，置于肱骨外上髁压痛最明显处，并贴胶布，待 7 ～ 9 小时或以后，局部有热辣、微痛感，皮肤潮红起疱，即去胶布及药，盖上消毒纱布，7 天发疱 1 次，3 次为 1 个疗程。(《新中医》1983 年第 11 期)

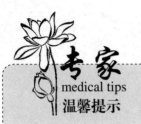

治疗期间适当休息患肢，限制肘关节活动和前臂旋转动作，勿端提重物，以免加重损伤，并配合冷、热敷及敷贴膏药。注意局部保暖，避免病患关节受寒冷刺激。

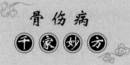

骨伤病 千家妙方

桡骨茎突狭窄性腱鞘炎千家妙方

桡骨茎突狭窄性腱鞘炎是指桡骨茎突部位的腱鞘因运动时受到摩擦而导致的一种无菌性炎症，引起腱鞘水肿、增厚、硬度增加，所致肌腱活动障碍的一种疾病。本病好发于常用腕部操作的劳动者，女性发病率高于男性，拇指在屈伸时，会发生响声，对此又有"弹响指"之称。属中医学"伤筋"的范畴。

本病起病较为缓慢，呈慢性进行性过程。以腕关节桡侧疼痛，持重时乏力，且疼痛加重，拇指无力，腕部活动受限为表现特点。

■ 桂麻伸透汤熏洗法治腱鞘炎

◎ 桂枝 15 克，麻黄 8 克，伸筋草 20 克，紫苏叶 15 克，红花 8 克，透骨草 30 克，鲜桑枝 30 克。上药用水煎至 2000 ～ 3000 毫升，倒入脸盆中，患部放在盆口上，上面覆盖毛巾熏蒸浸洗，每次熏洗 30 分钟左右，每日 2 次。熏洗后用纱布绷带和瓦形硬纸壳固定。功效：行气活血，温经通络，消肿止痛。平均治愈时间为 5 天。（《四川中医》1985 年第 11 期）

■ 伸海汤熏洗法治腱鞘炎

◎ 伸筋草、豨莶草、海桐皮、续断、当归、川花椒各 30 克。将上药兑水 1000 ～ 1500 毫升，文火熬煎。凉至 50℃左右（以不烫伤皮肤为度）后，将患侧腕部浸泡于药液内，每浸泡数分钟后将患腕反复屈伸活动数分钟，再浸泡、再活动，如此交替进行 30 ～ 60 分钟。若药液温度降低时可加热。每日 2 ～ 3 次，5 日为 1 个疗程。不愈可连续治疗 3 个疗程。功效：通经活络，活血止痛。（经验方）

■ 海桐皮汤熏洗治腱鞘炎

◎ 海桐皮 6 克，透骨草 6 克，乳香 6 克，没药 6 克，当归 5 克，川花椒 10 克，川芎 3 克，红花 3 克，威灵仙 3 克，甘草 3 克，防风 3 克，白芷 2 克。将上药共研细末用布袋装，加水煮沸熏蒸患处，待水温适宜时，用毛巾蘸药水擦洗。每日 1 次，10 次为 1 个疗程。功效：活血通络，祛湿止痛。现代药理研究证明，本方有抗炎、消肿、镇痛及促进局部新陈代谢等作用。（《医宗金鉴》）

■ 复方川草乌液治腱鞘炎

◎ 川乌、草乌、艾叶、薄荷各 20 克，川芎、川续断、当归、伸筋草、威灵仙、青风藤、姜黄各30克，桂枝25克。将上药加水3500毫升煎煮，沸后再煎15～20分钟，然后将药液倒入盆内，洗浴患处。每次30分钟，每日2次。也可将上药装入布袋内放锅内加少量水煎煮，开锅后15分钟，将布袋拿出待温和时置于患部热敷，药液可用纱布蘸洗患部，每日3次，每次15～20分钟即可。5剂为1个疗程。

加减：上肢加桂枝25克，姜黄30克；下肢加木瓜30克，独活30克，效果更佳。化瘀通络、温经止痛。（《中医杂志》1988年第11期）

■ 桃红洗剂治腱鞘炎

◎ 桃仁、乳香、没药各10～16克，红花7～13克，羌活、独活各13～25克，防己25～32克，苏木32克。取上药水煎之后，熏洗泡浴患部，每日1～2次，每剂药一般复煎连用2次。若每次泡洗后，将药水倒回药锅内，稍加水重新煎用，则每剂药可连用3～4次。（《新中医》1984年第11期）

■ 伸透洗剂治腱鞘炎

◎ 伸筋草15克，透骨草15克，荆芥9克，防风9克，红花9克，千年健12克，刘寄奴9克，桂枝12克，苏木9克，川芎9克，威灵仙9克。用法：上药加水煎取药液，熏洗患肢，每日2次，每剂药用4～6次。（《中医伤科学》）

■ 隔姜灸治腱鞘炎

验方 1　单纯姜灸法

◎ 切取厚 2 ～ 3 毫米的鲜姜 1 片，直径约 2 厘米，在中心处用针穿刺数孔，上置大艾炷放在患处施灸。如病人感觉灼热不可忍受时，可将姜片向上提起少许，再衬一厚约 1 毫米的相同姜片放下再灸，直至皮肤潮红为度。每日 1 次，7 天为 1 个疗程。《素问·调经论》有"血气者，喜温而恶寒，寒则泣而不流，温则消而去之"。故用隔姜灸治疗该病能温散寒邪、活血祛瘀。(《中国针灸》1992 年第 2 期)

验方 2　药物隔姜灸

◎ 生川乌、生草乌各 10 克，生天南星 10 克，生半夏 10 克，蟾酥 0.6 克，升华硫黄 60 克。前 5 味研粉，升华硫黄加热溶解，加入药粉，充分搅拌均匀摊成片状，待冷却后结块备用。取绿豆大药块置于薄片姜上，用火点燃灸痛处，每次 3 ～ 6 壮，灸时沿狭窄变硬之肌腱长轴移动，灸至患部感到有热、酸胀感，并向手臂传导，局部有轻松舒适感时即可停止。(《广西中医药》1988 年第 2 期)

■ 药膏外敷治腱鞘炎

验方 1　荆防乳没膏

◎ 荆芥、防风、黑胡椒、乳香、没药各等份共研细末，醋调为膏，敷于患处，再取 1 厘米厚之纱布棉垫 1 块，浸于醋中，取出拧至不滴水为度，敷盖在药膏上，再往棉垫上洒些酒精或酒，点燃棉垫，待患部有灼热感时，立即用 1 块布将火

捂灭。再将棉垫浸入醋中，如此反复进行，每天 2 次，每次 10 ～ 15 分钟。(《中医外治方药手册》)

验方 2　栀子红黄膏

◎　栀子 30 克，大黄 12 克，红花 3 克，姜黄 15 克。共研细末，取适量用食油调匀，敷患处，胶布固定，5 天换药 1 次。(《中医外治方药手册》)

验方 3　白芷肉桂膏

◎　香白芷 90 克，肉桂 30 克，炒草乌 30 克，煨天南星 30 克，没药 15 克，乳香 15 克，细辛 15 克，赤芍 10 克，冰片 3 克。上药共研粉末，用凡士林调成糊膏状，取适量贴于患处，纱布包扎。隔日换敷 1 次，5 次为 1 个疗程。

■ 药袋法治腱鞘炎

◎　白威散：白芥子 60 克，威灵仙 30 克。研为粗末，用纱布包裹成袋，浸于食醋中，约 1 周后取出。在患部摩擦，待局部发红为止，每日 4 次，连用 3 天为 1 个疗程，一般 1 ～ 2 个疗程，即可痊愈。(《四川中医》1987 年第 3 期)

■ 搓药法治腱鞘炎

◎　生草乌、生川乌、羌活、独活、生半夏、生栀子、生大黄、生木瓜、路路通、生蒲黄各 2 份，赤芍、红花、生天南星各 1 份。将上药在酒醋中浸泡 1 周。术者用手掌或手指蘸取药液反复搓揉患处，以皮肤发热，患者自觉药液渗入皮下为度。每日 1 次，10 次为 1 个疗程。

■ 发疱法治腱鞘炎

◎ 选用白芥子（干品），捣成碎末，内放砂糖少许（约占药量的 1/10）混匀，加温开水调成稠糊状。储瓶备用。贴药时，视发生炎症范围大小，取 1 块胶布，在胶布中央剪一似炎症范围大小的圆孔，把胶布紧贴在皮肤上，然后取适量药糊放入胶布孔内的阿是穴上，上盖敷料，外用胶布固定。贴敷 3 ~ 5 小时，待病人局部有烧灼或蚁行感时，将药去掉。一般再过 3 小时余，局部就会起水疱。嘱病人保护好水疱。待其自然吸收，防止擦破、挤破，以免引起感染。经治一次未愈者，可过 7 ~ 10 天，疱液完全吸收后再次敷药治疗。本法疗效显著，疗程短，方法简便，易于掌握，且无不良反应，宜于推广应用，临床可试用之。（《四川中医》1988 年第 3 期）

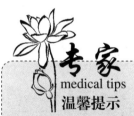

专家
medical tips
温馨提示

经常连续使用手指或腕部的工作人员应注意活动与休息，尽可能多变换姿势。本病系由手部慢性劳损引起，治疗期间应注意手部的休息，避免患指做用力握持的动作，或握持硬物，或过劳。局部注意保暖，避免寒冷刺激，每天临睡前用热水或外洗药水浸洗 10 分钟，以帮助缓解症状。冬季禁用冷水洗手。

膝关节创伤性滑膜炎千家妙方

骨伤病
千家妙方

　　膝关节创伤性滑膜炎，是膝关节因持续劳损或外伤后，引起关节肿胀、疼痛、髌骨浮漂、活动受限的一种疾病。应与关节积血鉴别。主要根据为：积血在伤后立即出现，而滑膜炎则于伤后数小时逐渐出现。积血疼痛明显，而滑膜炎较轻。积血常伴有全身反应，体温升高，而滑膜炎多无此反应。必要时可通过关节穿刺，以明确诊断。滑膜炎是一种普遍存在的症状，如半月板损伤，关节内游离体，软骨软化，活膜结核血友病，类风湿关节炎等均可引起，因此在诊断时，应注意排除这些因素。

　　中医学认为外伤后，膝关节内积瘀积液，瘀久化热，湿热相搏，致使气血瘀滞，膝关节发热胀痛、拘挛而发病。中医学称之谓"痹证挟湿""湿气下注"，属中医学痹证的范畴。

■ 加味五圣汤治滑膜炎

　　◎ 黄芪 60～90 克，石斛 30 克，牛膝 30 克，远志 30 克，金银花 20 克，防己 15 克，木通 12 克，桂枝 9 克，泽泻 12 克，赤芍 12 克，桑寄生 30 克，萆薢 15 克。水煎服，每日 1 剂。主治：膝关节滑膜炎、滑囊炎、内积液（仙鹤膝）、膝关节炎。禁忌：膝关节跌伤及其周围筋肉撕裂和髌骨移位者，不宜使用。（《方药传真》黄宗勖教授经验方）

　　按：此方前 5 味又名四神煎，在唐山民间传用。治疗急、慢性风湿性关节炎多获良效，尤以急性者效佳。

■ 当归拈痛汤治慢性滑膜炎

◎ 当归9克，人参6克，酒炒茵陈15克，羌活15克，防风9克，升麻6克，葛根6克，苍术6克，白术5克，炙甘草15克，炒黄芩6克，炒苦参6克，酒洗知母9克，猪苓9克，泽泻9克。共研细末，水煎服，每日1剂。功效：利湿清热，疏风止痛。主治：慢性膝关节创伤性滑膜炎。(《兰室秘藏》)

■ 消肿止痛膏治滑膜炎

◎ 姜黄、羌活、干姜、栀子、乳香、没药各等份。用法：共研细末，用凡士林调成60%软膏，外敷患处。功效：祛瘀、消肿、止痛。适用于损伤初期瘀肿疼痛者。(《中医筋伤学》)

■ 外贴熨风散治滑膜炎

◎ 羌活、白芷、当归、细辛、芫花、白芍、吴茱萸、肉桂各等量，连须赤皮葱适量。用法：共研细末，每次取适量药末及适量连须赤皮葱捣烂混合，加醋炒热，热熨患处。功效：温经散寒，祛风止痛。主治：慢性滑膜炎。(《中医筋伤学》)

■ 消肿化瘀散治滑膜炎

◎ 当归、赤芍、生地黄、延胡索、血竭、制乳香、制没药、红花、大黄、姜黄、鳖甲、茄根、红曲、赤小豆各等份。用法：共研细末，用凡士林调成60%软膏，

外敷患处。功效：活血祛瘀，止痛消肿。主治：急、慢性滑膜炎。(《中医骨伤方药全书》)

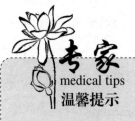

专家
medical tips
温馨提示

　　患者在急性期应动静结合，禁止做过量的活动，在膝关节产生积液的情况下，最好要制动，以免造成膝关节负重，产生更多的积液。膝关节长期处于阴暗潮湿的环境下，致使水湿滞于筋骨关节，络脉不通，筋肉骨节失养，从而产生关节肿胀、疼痛、反复发作、或肥胖之人，湿气下注于关节而发病。很多滑膜炎患者都是因为关节炎而引起的。膝关节为人体负重最大的关节，人们每天都要工作、学习，负荷量可想而知，滑膜炎与膝关节负重活动有直接关系，正确的活动不但有利于疼痛的恢复，同时预防旧病复发。

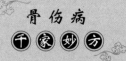

骨伤病
千家妙方

退行性关节炎千家妙方

　　退行性关节炎又称肥大性关节炎，是指一些老年人常常会有腰痛、腿痛、关节痛。由于它多见于老年人，因而也称作老年性关节炎。老年性退化，是引起退行性关节炎的主要原因。中老年后，一切组织器官都会发生退行性变化；骨和关节组织也不例外，退行性变化，尤其好发于承重的关节和多活动的关节。过度的负重或过度的使用某些关节，可促进退行性变化的发生。此外，如关节内骨折、糖尿病、长期不恰当地使用肾上腺皮质激素等因素，均可促进退行性变化的形成和加速已存在的退行性变化的发展。

退变性关节病可发于全身各关节，但好发于负重较大的膝关节、髋关节，脊柱及手指关节等部位。尤以膝、髋关节病变为多。关节疼痛是退行性关节炎的主要症状，表现为钝痛，晨起或关节处于某一位置过久后，疼痛最为明显，稍加活动即可减轻。但活动过多时，由于关节摩擦又感疼痛，气候变化时疼痛加重。患者感到关节不灵活，休息后更觉明显。关节出现僵硬状态，活动时关节可发出粗糙的摩擦声。这些症状可随着病理变化的加剧而加重。除疼痛外，局部关节肿胀、有渗液，肌肉萎缩，甚至出现关节畸形，活动受限。有些骨关节病晚期病人还可能出现一些下肢畸形，以膝内翻最常见，即俗称的"罗圈腿"。本病属中医学"痹证""骨痹""骨痿""痿痹"等范畴。

■ 桃红逐瘀汤治退行性关节炎

◎ 桃仁、红花、川芎、陈皮各 10 克，当归、穿山甲（先煎）各 12 克，薏苡仁、丹参各 30 克，杭白芍、生地黄、熟地黄、川牛膝、怀牛膝、威灵仙、党参、云茯苓各 15 克，三七粉（分次吞服）、生草各 6 克。每日 1 剂，水煎温服，早、晚各 1 次，饭后服，15 天为 1 个疗程，可连服 2 个疗程。功效：活血化瘀，疏利骨节。瘀血闭阻型退行性骨关节炎。症见关节疼痛如针刺、痛处不移、拒按、步履困难，或有晨僵、四肢麻木、筋脉拘急，舌紫暗或有瘀斑，苔薄，脉细涩。（《健康博览》2007 年第 7 期）

■ 骨质增生丸治退行性关节炎

◎ 熟地黄 300 克，鹿衔草 200 克，骨碎补 200 克，肉苁蓉 200 克，淫羊藿 200 克，鸡血藤 200 克，莱菔子 100 克。用法：将鹿衔草、骨碎补、淫羊藿、鸡血藤、莱菔子水煎煮，滤液浓缩成流浸膏，加适量蜂蜜（炼）调和，再加干燥研末的熟地黄、肉苁蓉细面，调匀制丸，每丸重 2.5 克。服法：每次服 2 丸，每日 3 次。功效：补肾，强筋健骨，活血利气止痛。适用于退行性关节炎。（《中国中医骨伤百家方技精华》）

■ 骨刺丸治退行性关节炎

◎ 制川乌、制草乌、细辛、白芷、当归各 1 份，萆薢、红花各 2 份，蜜糖适量。用法：共研细末，炼蜜为丸，每丸 10 克，每次 1～2 丸，每日 2～3 次。功效：祛风散寒，活血止痛。适用于退行性关节炎。（《中医伤科学》）

■ 伸筋透骨汤治退行性关节炎

◎ 伸筋草 30 克，透骨草 30 克，木瓜 30 克，鸡血藤 30 克，威灵仙 20 克，海桐皮 20 克，五加皮 20 克，当归 20 克，三棱 10 克，莪术 10 克，川芎 10 克，生川乌、生草乌各 10 克，川牛膝 10 克。随症加减，灵活运用，不必拘泥。使用方法：上药加水适量，煮沸 10 分钟后取药液倒入盆中。随即往药液中加入食醋、白酒各 20 毫升左右。裸露患膝，先让药物蒸汽熏蒸，待药液温度降到患者能耐受时，用毛巾浸药液烫洗患处。每次治疗时间 40 分钟左右，每日 1 次，每剂药可重复使用 3～5 次。通常 10 次为 1 个疗程。（经验方）

按：尽量避免空腹或饭后熏洗；熏洗时间酌情掌握，根据情况适当补充水分；选择适宜温度，避免过高烫伤或过低影响疗效；熏洗时如出现头晕、心慌、皮肤过敏等应及时停止治疗。现代药理研究表明：通过蒸汽的渗透作用使药物直达病所，发挥药物和物理温热作用共同起效。能有改善局部血液循环，降低骨内压，提高自由基清除剂活性，保护关节软骨等，从而达到治疗目的。

■ 神效膏治退行性关节炎

◎ 乳香（细研）24 克，川花椒（炒黄）60 克。共研细末，用好醋打面粉，调药涂在痛处，上用纸贴盖。有良好的活血、止痛功效。（《御药院方》）

■ 化痛散治退行性关节炎

◎ 蟾酥（火烧烊化）9 克，生川乌 15 克，何首乌 30 克，乳香 30 克，生草乌 30 克，没药 30 克。共研细末，用酒或姜汁调敷。功效：活血、消肿、定痛。适用于退行性关节炎。（《伤科补要》）

■ 简便验方治退行性关节炎

验方 1　川乌粥

◎ 制川乌 2 克，姜汁 10 滴，粳米 30 克，蜂蜜适量。制法：将川乌研末，粳米洗净，同放入瓦锅，加适量水，沸后加入川乌，用文火煮 2 ～ 3 小时，待米熟烂后加入生姜汁和蜂蜜，搅匀，再煮 1 ～ 2 沸即可。服法：佐餐食用，随量服食。功效：祛湿止痛。

验方 2　牛藤桂心

◎　山茱萸 100 克，怀牛膝 100 克，肉桂 60 克。用法：将以上原料洗净，晒干或晾干，共研成细末，备用。服法：每日 1 次，每次 3 克，以黄酒送服。

验方 3　牛膝酒糟

◎　牛膝 500 克，糯米 1000 克，甜酒曲适量。制法：先将牛膝洗净，同放入砂锅中，加适量水煮 2 ～ 3 次，取部分药汁浸糯米，另一部分药汁于糯米煮熟后，拌和甜酒曲，于温暖处发酵为酒糟。服法：每日 1 次，每次取酒糟 30 克煮食。

验方 4　桑椹桑枝酒

◎　新鲜桑椹 500 克，新鲜桑枝 100 克，红糖 500 克，白酒 1000 毫升。制法：将桑枝洗净、切断，与桑椹、红糖同入酒中浸泡，1 个月后可饮。服法：随量饮用，以不醉为度。

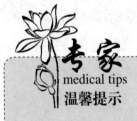

专家
medical tips
温馨提示

◇　多进行一些物理按摩。物理按摩有助于增强患者的肌力，改善关节活动范围。但要特别注意的是，按摩最好由专科医生进行操作，千万不可盲目到不正规的小诊所进行按摩治疗。因为按摩并不能起到直接的治疗作用，若治疗不当，还会加重病情。老年人常有骨质疏松，若按摩用力过猛，往往会造成骨折。尤其是颈、腰椎骨质增生的老年人，更不能轻易进行按摩治疗，一旦按摩不当造成骨折，容易出现神经损伤，甚至瘫痪，后果不堪设想。

◇　运动时注意保护已受损害的关节。绝大多数的退行性关节炎都发生在膝关节。在日常生活中，不要长时间处于一种姿势，更不要盲目地做反复屈伸膝关节、揉按髌骨、抖晃膝关节等运动。另外，还要特别注意避免关节的机械性损伤，尽量减少关节的负重和磨损，如膝、踝关节的退行性关节炎患者平日要尽量避免上、下楼梯，长时间下蹲、站立、跪坐、爬山及远途跋涉等较剧烈的对关节有损伤的运动，尤其在关节肿胀时更应避免。为了达到锻炼身体的目的，患者可以选择游泳、骑车、做体操等关节负重较轻的运动，也可利用把手、手杖、护膝、步行器、楔形鞋垫或其他辅助设施来辅助关节运动。

◇　多进行一些适当的体育锻炼。退行性关节炎的患者可以多进行一些适当的肌肉锻炼，使肌肉运动协调和肌力增强，这样可减轻关节症状，增强关节周围的力量和耐力及增加关节的稳定性，保持和增加关节活动的范围及提高日常活动能力，有利于病情恢复和疾病控制。如膝关节退行性关节炎患者可以多锻炼股四头肌。股四头肌能力的减弱，将会使膝关节的稳定性大受影响。因此加强股四头肌的训练对退行性关节炎病人是有益的。

骨伤病千家妙方　踝关节扭伤千家妙方

踝关节扭伤（踝扭伤）主要指踝关节部韧带等软组织损伤，包括踝腓侧和胫侧韧带损伤，是由于直接或间接暴力，如走不平道路、上下楼梯、跑步、跳跃及骑车跌倒，使踝关节遭受过度内翻、外翻或扭转牵引外力引起踝部筋肉损伤的病证。临床以踝关节肿痛、皮下瘀血、走路跛行及功能活动障碍为特征。以青壮年男性多见，属中医学的"足痛""伤筋"范畴。病机是由于外伤引起局部经络阻塞，气血凝滞，运行不畅所致。气伤痛，形伤肿，气血两伤故肿痛并见。

脚踝扭伤后，轻者踝关节出现瘀血、肿胀和疼痛，重者不能行走、疼痛难忍。

发生轻度踝关节扭伤的处理要点是：待剧痛过后，可以足尖作支点，分别按顺时针方向和逆时针方向转动，如此稍加活动后可行走，但局部疼痛可能还会持续数日，可用伤湿止痛膏等贴敷。

如果发生较重的脚踝关节扭伤，可按如下方法处理：

（1）急性期可将踝部浸入冷水中，或用冷毛巾置于患部湿敷，可以使受伤部位的毛细血管收缩，防止继续向外渗血或渗液，从而起到消肿、止痛作用。

（2）局部肿胀处可以涂搽正骨水、消肿止痛膏或敷贴伤湿止痛膏。

（3）受伤 36 ～ 48 小时，用热水或热毛巾热敷，可促进血液循环，使组织间隙的渗出液及瘀血尽快吸收，加速修复。民间秘方用热食醋浸泡患处，每天2 ～ 3 次，每次 15 分钟，也有良效。

怀疑有骨折的，应及时去医院进行 X 线摄片检查，以确定病情，选用合适的治疗方法。

■ 活血消肿止痛治踝扭伤

验方 1　桃给四物汤

◎ 熟地黄 15 克，川芎 8 克，白芍 10 克，当归 12 克，桃仁 6 克，红花 4 克，口服，每日 1 剂，分 2 次服。功效：养血、活血、逐瘀。（民间验方）

验方 2　活血止痛汤

◎ 赤芍 20 克，当归尾 15 克，乌药、川芎、乳香、没药、青皮、陈皮、橘核、荔枝核、小茴香、土鳖虫各 10 克。水煎服，每日 1 剂。功效：活血、消肿、止痛。（经验方）

验方 3　理气止痛散

◎ 醋延胡索、广木香、郁金各等份。共研细末，每次 15 克，每日 3 次，温开水送服。（方观述验方）

验方 4　踝伤特效方

◎ 泽兰 12 克，苏木 10 克，桃仁 10 克，牡丹皮 12 克，当归 12 克，红花 15 克，防己 10 克。水煎，每日 1 剂，分 2 次服。本方适用于踝关节扭挫伤初期。局部青紫肿痛。踝关节扭伤初期局部不可热敷或立即按摩，应立即做冷敷，可减轻出血、肿胀。内服本方同时还可配合局部外敷成药七厘散。（《古今特效单验方》）

■ 巧用食物外敷治踝扭伤

验方1　大葱泥

◎　大葱连根、叶200克。将葱捣烂，炒热，趁热敷于患处。冷了再更换，每次20～40分钟，每日1～2次，3～5次为1个疗程。数次可止痛。功效：行瘀，消肿，止痛。（《民间验方》）

验方2　韭菜红花膏

◎　鲜韭菜60克，红花末10克。将上药捣成糊状，敷于患处。功效：活血通络。（内蒙古民间验方）

验方3　韭菜泥

◎　鲜韭菜250克，食盐末3克，酒30克。将新鲜韭菜切碎，放盐末拌匀，用小木锤将韭菜捣成菜泥，外敷于软组织损伤表面，以清洁纱布包住并固定，再将酒30毫升分次倒于纱布上，保持纱布湿润为度。敷3～4小时后去掉韭菜泥和纱布，第2日再敷1次。（民间验方）

验方4　葱椒泥

◎　鲜葱白60克，花椒12克，冰片少许。葱白洗净，捣成泥状。花椒、冰片共研细末，与葱白泥调匀。敷患处，包扎固定，每天换药1次。功效：活血、消肿、止痛。（《中药贴敷疗法》）

验方5　螃蟹皂角膏

◎　螃蟹1～3个，肉皂角2枚。共捣烂加面粉适量拌成糊状（若系干品则先研粉末），用黄酒、蛋清调成药糊。使用时先将白酒涂搽患处，使其发热，再外敷上药糊，包扎固定，每日换药 1 次。经用药 3 ～ 5 次，均收良效。本方具有活血祛瘀，消炎止痛，祛风解毒之功，适用于跌打损伤、闪挫、扭伤、骨折等病。（《湖北中医杂志》1989 年第 5 期）

■ 中药外敷治踝扭伤

验方 1　桃仁红花散

◎ 桃仁 9 克，红花 6 克，没药 9 克，乳香 9 克，大黄 30 克，血竭 6 克，白芷 9 克。用法：将上药研成粉末，以适量药粉（视受损范围而定）加少量面粉、温开水调好，敷伤处，每 2 日换药 1 次。用药 6 日后肿胀明显消退，疼痛减轻，再用药 6 天，肿胀、疼痛消失，功能恢复正常。（王惟恒《百病外治 500 问》）

验方 2　牛膝外敷方

◎ 鲜土牛膝适量捣烂，加少许食盐和匀，敷于患处，外用纱布绷带固定。每日 1 次，用于急性损伤初期，消肿止痛作用显著。（王惟恒《中医诊治100 病》）

验方 3　大黄消瘀膏

◎ 大黄 50 克，木瓜、蒲黄各 20 克，乳香、没药、栀子、黄柏、土鳖虫各10 克，共研细末，凡士林调外敷。

验方 4　栀子仁膏

◎ 生栀子仁 90 克，白芷 30 克，生草乌、生川乌、生天南星、生半夏、当归尾、制没药、土鳖虫、红花各 9 克。共研细末，用饴糖和开水（或醋或酒）各半调外敷，外用绷带包扎，每日换药 1 次。（《新疆中医药》1988 年第 2 期）

验方 5　复方马钱子散

◎ 马钱子、胆南星、土鳖虫、当归尾、川芎、红花、乳香、没药、血竭、羌活、龙骨、白芷各 9 克，螃蟹壳、石菖蒲、升麻各 6 克。共研细末，用糖稀或 75% 酒精调匀外敷。

验方 6　大黄丹参散

◎ 生大黄 10 克，丹参、红花各 6 克，延胡索 4 克，冰片 1 克。共研细末，用蜂蜜与 75% 酒精各半调敷。（经验方）

验方 7　栀子乳香散

◎ 生栀子 20 克，乳香 15 克，桃仁、大黄各 6 克。共研细末，急性期用鸡蛋清调敷；伤后超过 1 个月用陈醋调敷，均每日更换 1 次。

验方 8　川草乌热敷散

◎ 生川乌、生草乌、生天南星、生半夏、土鳖虫、红花各 9 克，三棱、莪术、白芷、乳香各 12 克，姜黄、大黄、栀子各 15 克。共研细末，加白酒少许共炒热，用布包裹，趁热敷患处。

验方 9　红花苏木热方

◎ 红花 30 克，苏木 20 克，当归 15 克。水煎取出药渣，用布包裹，趁热敷患处，再用热药液淋在药渣上，每次 10 ～ 20 分钟，每日 1 ～ 2 次，3 ～ 5 日为 1 个疗程。

验方 10　木瓜栀子大黄膏

◎ 木瓜 60 克，栀子 30 克，大黄 150 克，蒲公英 60 克，土鳖虫、黄柏、没药、乳香各 30 克。共研细末，凡士林调敷患处，每日 1 次，3 ～ 5 次为 1 个疗程。功效：活血利湿止痛。（《颈肩腰腿痛独特秘方绝招》）

验方 11　桃红乳没散

◎ 桃仁、红花、乳香、没药、白芷各 15 克，大黄 50 克，血竭 10 克。共研细末，香油调敷患处，纱布包扎固定，每日 1 次。功效：活血止痛。（《实用民间土单验秘方 1000 首》）

验方 12　消肿止痛散

◎ 土鳖虫 12 克，胆南星 15 克，血竭 15 克，没药 24 克，马钱子（微炒），龙骨 15 克，红花 15 克，羌活 15 克，川芎 12 克，螃蟹 15 克，白芷 15 克，升麻 15 克，石菖蒲 15 克。将上药混合研末备用。根据扭伤部位面积大小，取适量蛋清倒入碗内加适量的药末拌匀。①对轻度损伤的急性期可冷敷。降低血肿程度，然后再用消肿止痛散外敷。②对韧带损伤较重者敷药用绷带固定包扎。③对韧带撕裂伤或半脱位必须先用手复位后敷药加小夹板固定。若怀疑有骨折者先行 X 线摄片检查排除骨折。对轻度骨折和能手法复位者均可敷消肿止痛膏。48 小时换药 1 次，10 天为 1 个疗程。功效：活血化瘀，消肿止痛。（《当代中药外治临床精要》）

验方 13　五倍子散

◎ 五倍子 50 克，栀子、生草乌、大黄、生天南星各 30 克，土鳖虫、乳香、没药各 20 克，细辛 10 克。操作：上药研细末，取适量醋调外敷患处，每日 1～2 次，10 次为 1 个疗程。功效：清热消肿，活血散瘀，行气止痛。适用于踝关节扭伤之肿痛剧烈者。（《中西医结合杂志》1985 年第 6 期）

验方 14　栀子乌药糊

◎ 栀子 2 份，乌药、桃树枝、樟树枝各 1 份，50% 酒精适量。将上药研末，以水和 50% 酒精各半调成糊状，再加适量面粉混合搅匀，摊在塑料布上，厚约 0.3 厘米，敷于患处，绷带包扎固定，以防药液外渗，冬季 2～3 天换药 1 次，夏季 1～2 天换药 1 次，以保持湿润为度。（《颈肩腰腿痛千家妙方》）

验方 15　栀子大黄散

◎　生栀子、大黄各等份。将上 2 味药共研细粉，消毒后备用。将扭伤部位洗净后取药粉适量，24 小时以内就诊者醋调外敷，24 小时后就诊者以酒精调敷。敷药范围以直径大于肿区 2 厘米为度，约厚 0.5 厘米，用塑料及绷带包扎固定，一般 2 小时换药 1 次。注意：若药物干燥，可用酒精直接外滴，保持湿潮，亦可原药重新调敷。（《中西医结合杂志》1989 年第 8 期）

验方 16　附子细辛湿敷方

◎　附子、细辛各 200 克，红花、没药、川芎各 250 克，黄柏、白芍、甘草各 200 克，樟脑 100 克，以 70% 的酒精 5000 毫升浸泡 1 周，过滤取药液 1000 毫升备用。施治时取药液适量湿敷患处，采用红外线理疗仪照射，每次 20～30 分钟，每日 1 次，7 次为 1 个疗程。适用于本病各证。（经验方）

验方 17　红花当归湿敷方

◎　红花 30 克，当归 15 克，苏木 20 克。水煎熬至稍稠，用纱布数层包裹药渣敷贴患处，将药液淋其上，若凉即换，每次 10～20 分钟，每日 2 次。适用于本病各证。

验方 18　木瓜栀黄消肿膏

◎　木瓜 60 克，栀子 30 克，大黄 150 克，蒲公英 60 克，土鳖虫 30 克，黄柏 30 克，没药 30 克，乳香 30 克。将上述药物共研为细末，凡士林调敷患处。

每日 1 次，3 ～ 5 次为 1 个疗程。注意：此法一般 1 个疗程即可显效，2 ～ 3 个疗程即可肿消痛止。

验方 19　栀子乳没散

◎ 栀子、没药、乳香、木瓜、羌活、黄柏、土鳖虫各 30 克。将上述药物焙干并粉碎，研成细末，以适量沸水加蜂蜜调成糊状软膏，贴敷于患处。每日或隔日换药 1 次。一般应抬高患肢，局部用纱布绷带缠绕固定，并做踝关节旋转等功能活动。

验方 20　糯稻秆灰酒精膏

◎ 糯稻秆灰、酒精（75%）各适量。将全株干糯稻秆烧灰，用 75% 的酒精调成膏药状。敷于患处，数日即愈。功效：活血，化瘀、止痛。

验方 21　复方五倍子膏

◎ 五倍子、生大黄、生栀子按 5 ∶ 1 ∶ 1 的比例烘干研细末备用。同时视损伤范围取药末适量以陈醋调和成软膏状敷于患处，厚 1 ～ 2 毫米，外用塑料薄膜覆盖，绷带固定，2 ～ 3 天换药 1 次。

验方 22　黄柏土鳖虫酊

◎ 黄柏 40 克，土鳖虫 30 克，栀子、紫草、乳香、没药各 25 克，血竭、莪术各 20 克，木香、红花各 15 克。上药共捣碎，浸泡于 50% 白酒或酒精 1000 毫升与蒸馏水 2000 毫升的混合液中 15 ～ 20 日，以纱布浸透药液湿敷患处，每次 20 ～ 30 分钟，每日 1 次，7 次为 1 个疗程。（《颈肩腰腿痛千家妙方》）

验方 23　草乌南星膏

生草乌、生天南星、五倍子、栀子各 30 克，乳香、没药、土鳖虫各 20 克，细辛 10 克，上药研细末，装瓶备用。使用时取适量加醋调成糊状，敷于患处，每日 1 次，消肿止痛作用明显。（王惟恒《中医诊治 100 病》）

■ 药酒涂搽治踝扭伤

验方 1　土鳖虫当归酊

◎ 土鳖虫、红花、川芎各 18 克，当归 30 克。与 75% 酒精 500 毫升共同浸泡 3 日，蘸药液涂搽患处，至皮肤发红为度，每日 4 ～ 6 次。活血通络。5 ～ 7 天痊愈。（《实用民间土单验秘方 1000 首》）

验方 2　茴香丁香酊

◎ 小茴香、樟脑各 15 克，丁香、红花各 9 克。上药共置白酒 300 毫升中浸泡，取药液用棉花蘸药酒适量涂搽患处后，轻轻按摩至发热，每次 5 ～ 10 分钟，每日 3 ～ 4 次。（经验方）

验方 3　当归红花酊

◎ 当归 30 克，川芎、红花、土鳖虫各 20 克。上药共置 75% 酒精 500 毫升中浸泡，取药液涂搽患处后，轻轻按摩至发热，每日 3 ～ 4 次。

验方 4　红花樟脑酒

◎ 红花、樟脑各 9 克，川乌、苏木、乳香、血竭、花椒、地龙、连翘各 3 克。上药共置 75% 酒精 500 毫升中浸泡，取药液涂搽患处后，轻轻按摩至发热，每日 3 ～ 4 次。

验方 5　桂枝当归酒

◎ 桂枝 15 克，当归 10 克，川芎 10 克，红花 10 克，透骨草 30 克，75%

酒精 300 毫升。将以上诸药放入酒精内浸泡 24 小时，搓洗伤处，每日 4 ～ 6 次。关节扭挫伤。局部肿痛，皮下瘀血，不能站地。外洗 2 天，肿消痛止。（《河南中医》1989 年第 3 期）

验方 6　川红酒

◎　川芎、红花、没药各 25 克，附子、细辛、白芍、黄柏、甘草各 20 克，樟脑 10 克。上药共置 70% 酒精 500 毫升中浸泡 1 周，以纱布浸透药液湿敷患处，每次 20 ～ 30 分钟，每日 1 次，7 次为 1 个疗程。

验方 7　艾叶透骨酒

◎　艾叶、透骨草各 250 克，川花椒 30 克，当归、赤芍、续断、杜仲、防风、桑寄生、千年健各 12 克，独活、乳香、地骨皮各 9 克，血竭、钻地风各 6 克。上药共置白酒或 75% 酒精中（以浸过药面为宜）浸泡 40 日，以纱布浸透药液湿敷患处，每次 20 ～ 30 分钟，每日 1 次，7 次为 1 个疗程。（经验方）

■ 熏洗法治踝扭伤

验方 1　枸骨根茎熏洗方

◎　新鲜枸骨的根茎 1000 克，砍成碎块，加 5000 毫升水，置灶火上煎熬。一般沸后 30 ～ 60 分钟即可，将煎熬的药液倒入木桶，立即嘱患者将患足伸入桶内并用厚棉布将桶口连同患足罩住，勿使蒸汽外泄，充分熏蒸患处，以患者微出汗为最好！但千万注意不要发生烫伤。当药液温度降至皮肤能够承受的限度时，将患足伸入药液中浸泡，并不断活动踝关节，每次 20 ～ 30 分钟，每日 1 ～ 2 次，直至痊愈。枸骨是一种常见的中草药，又名猫公刺、六角茶，且分布广泛、

易得。它具有活血化瘀、舒筋活络、祛风止痛的功效，用以治疗踝关节扭伤，疗效显著。（王惟恒《百病外治 500 问》）

验方 2　松木锯末醋方

◎ 松木锯末 500 克，加陈醋 500 毫升、清水 400 毫升，水煮沸后，将患足置于药盆上，距 20 厘米左右，再覆盖上宽大毛巾，进行蒸熏 20 ～ 40 分钟，每日 1 次，3 ～ 5 日为 1 个疗程。适用于踝关节扭伤气滞型。注意：熏蒸时，注意保持温度，不要太低。（《中国民间疗法》）

验方 3　伸筋透骨煎

◎ 伸筋草、透骨草各 15 克，五加皮、海桐皮、秦艽、三棱、莪术各 12 克，苏木、红花、牛膝、木瓜各 9 克。水煎熏洗患足，每次 20 ～ 30 分钟，每日 2 ～ 3 次，1 剂药可用 3 日。（经验方）

验方 4　刘寄奴煎

◎ 刘寄奴、翻白草、红花、苏木、骨碎补、青葱、甘草各 30 克。水煎熏洗患足，每次 20 ～ 30 分钟，每日 2 ～ 3 次，1 剂药可用 3 日。

验方 5　四藤汤

◎ 伸筋草、宽筋藤（为防己科青牛胆属植物中华青牛胆的藤茎，又名松根藤、大接筋藤、舒筋藤）、忍冬藤、刘寄奴、王不留行各 30 克，钩藤 20 克，防风 15 克，荆芥、黄柏各 12 克，水煎熏洗患足，每次 20 ～ 30 分钟，每日 2 ～ 3 次，1 剂药可用 3 日。

验方 6　踝痛洗愈方

◎ 川椒目 30 克，茜草 15 克，川乌、草乌、山柰、甘松、红花、艾叶、细辛、桂枝、伸筋草、海桐皮各 10 克。水煎熏洗患足，每次 20 ～ 30 分钟，每日 2 ～ 3 次，1 剂药可用 3 日。

验方 7　麻黄苍术汤

◎ 麻黄、苍术、卷柏、牙皂、白芥子、楠木香各 30 克，水煎熏洗患足，每次 20 ～ 30 分钟，每日 2 ～ 3 次，1 剂药可用 3 日。

验方 8　舒筋外洗方

◎ 伸筋草 15 克，当归 15 克，乳香 9 克，没药 10 克，海桐皮 15 克，透骨草 30 克，红花 30 克。水煎外洗患处，每日 2 ～ 3 次。适用于踝关节扭挫伤后期。关节疼痛，活动不利。局部有伤口，皮肤溃烂者禁用。（《古今特效单验方》）

验方 9　伸透愈痛汤

◎ 伸筋草、透骨草各 15 克，五加皮、京三棱、蓬莪术、西秦艽、海桐皮各 12 克，川牛膝、川木瓜、草红花、苏木各 9 克。上述药物加水煮沸，趁热先熏蒸患处，候温再用药液洗患处。每次 20 ～ 40 分钟，每日 2 次，5 ～ 7 次为 1 个疗程。功效：活血通络。（《颈肩腰腿痛独特秘方绝招》）

验方 10　红花五味煎

◎ 红花、乳香、桃仁、莪术、牛膝各 10 克。用上述药物煎水，熏洗患侧踝部，并配合踝关节的活动，每日 1 ～ 2 次，每次 30 分钟。

■ 艾灸治踝扭伤

验方　药饼灸法

◎ 生川乌、生草乌各 20 克，丁香、肉桂各 10 克，樟脑 40 克。上药共研为细末，用时以米醋调成饼状。先在软组织损伤压痛点的最明显处做一标记，根据痛处面积大小，配制药饼，药饼直径一般为 1 厘米，厚 0.3 厘米，然后将药饼敷于痛处，上盖一层纱布，并贴上胶布固定，将艾条火头对准药饼熏灸，每次 40 分钟，每天 1 次。（王惟恒《百病外治 500 问》）

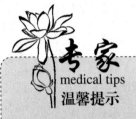
专家
medical tips
温馨提示

踝关节扭伤后应先以冷敷，防止损伤部位出血，次日可行热敷，以消散瘀血。急性期，应用绷带、胶布或夹板固定踝关节，卧床休息，并抬高患肢，暂时限制走路。踝关节扭伤后，应争取尽早主动进行踝关节活动，固定不宜过久，经 1 周左右即可除去固定，进行功能锻炼，因固定过久，活动过晚，易产生粘连，不利关节功能恢复。当肿痛消退，开始行走时，患足应放平着地走路，切忌仅用足跟或足尖着地行走，也不应以足外侧着力，否则易导致患踝功能失常或加重损伤。

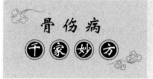 **跟痛症千家妙方**

　　跟痛症即通常所说的足跟痛，是指足跟部局限性疼痛，临床以足跟部疼痛为主症，往往久行和久立及受凉后加重，休息与得暖后减轻，好发生于中老年人。多因肝肾亏虚，筋骨萎软，复感风寒湿邪侵袭，或外伤，或劳损等所致。《素问·宣明五气篇》有"久立伤骨""久行伤筋"之说。本病属中医学"跟痛""痹痛"范畴。大多预后良好，极个别缠绵难愈。

■ 活血化瘀治跟痛症

验方 1　桃红四物舒筋汤

◎　当归 10 克，川芎 10 克，生地黄 10 克，白芍 10 克，桃仁 6 克，红花 6 克，鸡血藤 12 克，苏木 12 克。水煎服，每日 1 剂。功效：活血祛瘀，舒筋壮骨。（经验方）

验方 2　复方骨碎补煎

◎　骨碎补、穿山甲、川续断、桃仁、红花、川楝子、土鳖虫、甘草各 30 克，蜈蚣 30 条。跟骨刺加川牛膝，随证加减。以上药物共研细末，每次 5 克，每日 2～3 次，口服。（《黑龙江中医药》1997 年第 4 期）

■ 化骨健步酒治足跟痛

◎　炒杜仲、怀牛膝、当归尾、醋延胡索、红花、威灵仙、玄参各 30 克，穿山甲 15 克，木瓜 15 克，鸡血藤 30 克，烧酒 1500 毫升。将中药入烧酒中浸泡 1 周后，每次 1 盅，每日 2 次饮用，屡治屡验。（《新中医》1991 年第 2 期）

■ 程氏蠲痹汤内外兼治足跟痛

◎ 独活、秦艽、当归各 12 克，桂枝 10 克，甘草 6 克，桑枝 15 克，制乳香、川芎、全蝎、木香各 9 克，海风藤、木瓜各 30 克，蜈蚣 2 条。每日 1 剂，头煎汁内服，每日 2 次；第 2 次煎水 3 000 毫升熏洗，每次 30 分钟左右，每日 1 次，10 天为 1 个疗程。本方以清·程仲龄《医学心悟》蠲痹汤加减。功效：通络去瘀，益筋止痛。适用于老年跟骨骨质增生所致足跟痛。程德华等曾用本方治疗 80 例，总有效率为 96%。（《安徽中医学院学报》1999 年第 2 期）

■ 祛风蠲痹汤治足跟痛

◎ 黄芪 30 克，补骨脂 15 克，附子 15 克，细辛 10 克，当归 30 克，白芍 30 克，桃仁 15 克，红花 10 克，川芎 15 克，川牛膝 15 克，独活 15 克，虎杖 15 克，炒地龙 15 克。每日 1 剂，将头煎与二煎的药汁共 300 毫升混合，分早、晚各温服一半。功效：祛风活血、蠲痹通络。（经验方）

■ 强骨汤治老年人跟痛症

◎ 熟地黄、山茱萸、桑寄生、木瓜各 12 克，山药 25 克，牛膝 9 克，白芍 25 克，甘草 10 克。上方每日 1 剂，加水煎煮 2 次混合，分 2 次服用。适用于老年人足跟痛。（《河南中医》1989 年第 3 期）

■ 跟痛汤治足跟骨刺痛

◎ 熟地黄 30 克，木瓜 18 克，薏苡仁、牛膝各 15 克，当归、川芎、五加皮各 12 克，木通、穿山甲各 10 克。将上药加水煎煮 2 次，取药汁混合，分 2 次饮服，每日 1 剂，2 周为 1 个疗程。服药期间不加理疗、针灸等。偏肾阴虚加生地黄、龟甲；偏肾阳虚加肉桂、山茱萸；偏血虚加丹参、阿胶；损伤引起者加苏木、续断；兼风湿者加羌活、防风、威灵仙。适用于足跟骨刺。(《百病奇效良方妙法精选》)

■ 补益肝肾治足跟痛

验方 1 独活寄生汤

◎ 独活 9 克，桑寄生 6 克，杜仲 6 克，牛膝 6 克，细辛 6 克，秦艽 6 克，茯苓 6 克，肉桂 6 克，防风 6 克，川芎 6 克，人参 6 克，甘草 6 克，当归 6 克，芍药 6 克，干地黄 6 克。水煎，每日 1 剂，分 2 次服。功效：祛风湿、益肝肾、补气血、止痹痛。(《备急千金要方》)

验方 2 益肾活血汤

◎ 熟地黄 25 克，山药 12 克，怀牛膝 10 克，山茱萸 12 克，牡丹皮 10 克，枸杞子 12 克，川芎 9 克，独活 10 克，桃仁 10 克，海桐皮 12 克，菟丝子 12 克。加减：肾阴虚者加女贞子 12 克，龟甲 10 克；肾阳虚者加制附子 4 克，补骨脂 10 克。上方头煎加水 500 毫升，煎至 200 毫升；二煎药渣加水 300 毫升，煎至 150 毫升。两煎混合，早、晚分服。功效：补益肝肾、活血通络。(经验方)

验方 3 桂附地黄汤

◎ 熟地黄 15 克，淮山药 12 克，山茱萸 9 克，枸杞子 12 克，杜仲 12 克，菟丝子 12 克，肉桂 4.5 克（后下），当归 12 克，制附子 9 克（先煎），鹿角胶 9 克（烊冲），怀牛膝 12 克。水煎服，每日 1 剂。适用于肾气虚弱，气血不足所致的产后腰痛、足跟痛。（王惟恒《中医治验·偏方秘方大全》）

■ 缓急止痛治跟痛症

验方 1 芍药甘草汤

◎ 生白芍、炒白芍、炒赤芍各 30 克，生甘草、炙甘草各 30 克。证情重者加延胡索 30 克；舌质有瘀者加川牛膝 30 克；舌苔白腻有湿者加木瓜 30 克；年龄大，体弱者加生地黄、熟地黄各 15 克。上药加水适量，煎熬 3 次，共取药液约 1000 毫升，兑匀后分 4 次一昼夜温服完。（《河南中医》1992 年第 3 期）

验方 2 白芍威灵汤

◎ 白芍 30 克，威灵仙、当归、木瓜各 15 克，五加皮、甘草各 6 克，水煎服，每日 1 剂。（《颈肩腰腿痛千家妙方》陈平经验方）

■ 巧用中成药治跟痛症

验方 1 独角膏

◎ 将患足用热水浸泡 10～30 分钟后，取本品适量，用热水浸软后，对准足跟部疼痛处敷贴，粘紧，5 天换药 1 次，20 天为 1 个疗程，连续 2～3 个疗程。可活血通络，散瘀止痛。

验方 2　伤湿止痛膏

◎　每晚睡前用热水洗浴后，于足跟局部涂抹扶他林软膏，轻轻揉擦局部几分钟，使软膏经皮肤吸收，待局部干燥后，再贴上一片伤湿止痛膏，24 小时后可揭下，用清水洗净，涂少许爽身粉即可。一般 2 ～ 3 次可显效，7 ～ 10 天为 1 个疗程，连续 1 ～ 2 个疗程。可起到活血止痛作用。

验方 3　速效救心丸

◎　将速效救心丸 5 粒研为细末，与适量消炎止痛膏混匀，置于 1 张伤湿止痛膏中央，外贴于足跟疼痛处，再用热水袋热熨患处，每次 15 ～ 30 分钟，每日 2 次。外敷膏药每日 1 换，连续 5 ～ 10 天。

验方 4　腰痛灵胶囊

◎　腰痛灵胶囊 2 粒，去掉胶囊衣，用黄酒调为稀糊状，局部常规消毒后，贴于患部疼痛处，敷料包扎，胶布固定，每日 1 换，7 日为 1 个疗程，连续 2 个疗程。另取腰痛灵胶囊每次 4 粒，每日 1 次，用黄酒兑少量温开水，睡前 30 分钟送服，内外兼治。

验方 5　小活络丸

◎　将患足用热水浸泡 10 ～ 30 分钟，取小活络丸 1 粒，压成药饼，放在壮骨关节膏中央，而后对准足跟部疼痛处敷贴，粘紧，每日换药 1 次，7 天为 1 个疗程，连续 2 ～ 3 个疗程。

验方 6　中华跌打丸

◎　取跌打丸 2 枚，白酒适量。将跌打丸以酒适量蒸化成膏状备用。洗净患处，将药膏摊于纱布上外敷患处。以热水袋保持温度，12 小时换药 1 次，每日 2 次，连续 1 周。或取跌打丸 1 枚，白酒 50 毫升，艾条适量。取一小瓷碗，盛取高浓度白酒，将其点燃，放入跌打丸，嘱患者俯卧，保持膝、踝关节成 90°，约 10 分钟后灭火，用残余热酒涂搽患处数次，至局部皮肤发热后，将药丸捏成 5 厘米 ×5 厘米 ×0.3 厘米大小薄饼，将药饼贴敷于痛点上，点燃艾条，行隔药饼灸。保持温度以不烫伤皮肤为度，每次 30 分钟为宜。灸毕，用敷料及胶布固定药饼。同法，每天换药 1 次，5 天为 1 个疗程，一般 2 个疗程可以显效。

■ 中药熏洗治跟痛症

验方 1　海桐皮汤

◎ 海桐皮 6 克，透骨草 6 克，乳香 6 克，没药 6 克，当归 5 克，川椒 10 克，川芎 3 克，红花 3 克，威灵仙 3 克，甘草 3 克，防风 3 克，白芷 2 克。共研为细末，布袋装，煎水熏洗患处。亦可内服，有活络止痛之功。（《医宗金鉴》）

验方 2　威灵仙醋方

◎ 威灵仙 90 克。水醋各半，水煎烫洗患侧足跟。（民间验方）

验方 3　夏枯草醋方

◎ 夏枯草 50 克，食醋 1000 毫升备用。将草放入醋中浸泡 1 ～ 2 小时，然后煮沸 15 分钟，倒入盆内先熏患处，待稍冷后，把脚跟浸入药液中 1 ～ 2 小时，每晚 1 次，每剂可用 2 天，6 ～ 8 天即愈。（民间验方）

验方 4　陈醋足浴方

◎ 用陈醋 1000 毫升，加热至足可浸入的温度。每日浸 50 ～ 60 分钟。醋温下降后应再次加热，一般浸 10 ～ 15 天，足跟痛开始逐渐减轻，连续浸 1 ～ 2

个月，可望恢复。

验方 5　川草乌木瓜煎

◎ 制川乌、制草乌、宣木瓜、藏红花各 30 克。上药加水适量煎煮 30 分钟。趁热先熏后洗，最后浸泡。每日 1 剂，用 2 ～ 3 次。具有温经散寒，化瘀止痛之功效，用于风寒阻络和气血瘀阻型足跟痛。（《中医外治方药手册》）

验方 6　透骨草煎

◎ 透骨草、鸡血藤各 30 克，荆芥、威灵仙、牛膝、白芷各 15 克。水煎熏洗。每日 1 次，1 剂用 3 天。功效：温经通络，化瘀消散。适用于足跟骨刺，疼痛不能久立，无红肿。（经验方）

验方 7　二白防风汤

◎ 白芷、白术、防风各 10 克，醋 100 毫升。水煎熏洗。功效：祛风活络止痛，适用于跟骨骨刺。（经验方）

验方 8　威灵仙煎

◎ 威灵仙 100 克，川乌、草乌各 30 克，红花 20 克，天南星 30 克，穿山甲 10 克，皂角刺 30 克，细辛 15 克，苍耳子 30 克。上药加入老陈醋 1500 毫升，浸泡 1 周后使用。先将醋倒入盆内，加温至 60℃左右，将患足放入盆内浸泡 1 小时，每日 2 次。用后仍将醋倒回盆内继续浸泡。醋量减少，应予补充。功效：祛风除湿，散寒止痛。适用于寒湿痹阻之足跟痛。（《实用中医风湿病学》）

验方 9　艾叶煎

◎ 艾叶、蛇床子各 30 克，川牛膝 30 克，硫黄 15 克。加水 2500 毫升煎沸后熏泡患足，每次 30 分钟，早、晚各 1 次。然后除去足跟部角质老化的皮肤，

再将五灵脂 0.3 克，置于麝香壮骨膏中心点上，贴在压痛点最明显处，2 日 1 换。（经验方）

验方 10　防己活络汤

◎ 防风、防己、独活、牛膝、木瓜、威灵仙、莪术、桃仁各 12 克。将上述药物煎水，以旺火将其煮沸 10 分钟，揭盖将患足跟部置于罐口上方，使蒸汽持续熏蒸足跟部，同时以手反复推、捏、揉、按患足跟部，至足跟部皮肤潮红后，停止熏蒸，再以药渣冲水继续浸泡患足，持续揉捏足跟部。（经验方）

验方 11　灵仙乌梅汤

◎ 威灵仙 60 克，乌梅、石菖蒲各 30 克，艾叶、独活、羌活、蜀羊泉各 20 克，红花 15 克。上药用食醋 500 毫升浸泡片刻，再加清水 2500 毫升煎煮，沸后倒入小盆中，趁热以布盖脚熏之，至药水不烫手时，再将足跟浸泡 30 分钟，拭干后以拇指用力按摩患处 1 分钟。每天 1 次，每剂可连用 8 次。功效：祛湿散寒、温经通络。适用于跟骨骨刺。（《安徽中医学院学报》1982 年第 1 期）

验方 12　透骨通络止痛汤

◎ 透骨草、路路通、寻骨风各 30 克，三棱、苍术、独活各 20 克，细辛、生川乌、生草乌各 15 克。将上药装入纱布袋内，置水中煮沸 30 分钟后，倒入盆中，将患足置于药液上熏蒸。为防蒸汽放散，上面可盖以布巾。待药液温度降至约 50℃时，再将患足置于盆中浸洗，并用手不停地搓揉 30 分钟。每日熏洗 2 次，每剂药可用 2 天。功效：温经活血止痛。适用于跟骨骨刺、跟骨结节滑囊炎、跟部脂肪垫炎、跖腱膜炎等所致足痛症。（《江苏中医》1988 年第 10 期）

验方 13 透红煎

◎ 透骨草 12 克，红花、白芷、伸筋草各 6 克，五加皮、川芎、海桐皮、鸡血藤、赤芍各 9 克。上药放入锅内，加满水煮沸，取药液先熏后洗。待药液温热时泡洗足跟部。每天 1～2 次，每次 10～15 分钟。功效：祛风驱湿，舒筋活络。适用于跟骨骨质增生、劳损、肾虚、湿热等所致足跟痛。（武汉市第四医院《医学资料选编》1983 年）

验方 14 二黄灵活汤

◎ 大黄、黄柏、威灵仙、独活、牛膝、透骨草各 30 克，芒硝 50 克，山西陈醋或保宁醋 250 毫升。将上前 6 味药物用纱布包好，加冷水约 3000 毫升，煎沸 30 分钟后取出药包，把药液倒入盆内，加入芒硝、醋，搅匀。先以热气熏蒸，再用毛巾蘸药液热敷痛处，待液温降至 50～60℃时，将患足放入盆内浸洗。若药液变凉可加热再洗。每次洗约 1 小时，每日 1～2 次。次日，仍用原药液加热后熏洗。冬天 1 剂可用 5～6 天，春、秋可用 3～4 天，夏天则只可用 2 天。功效：活血祛瘀、软坚散结、除湿通络、消炎退肿。适用于跟骨骨质增生等所致足跟痛症。（《中国骨伤》1991 年第 2 期）

验方 15 威灵消痛散

◎ 威灵仙 90 克，防风、当归、土鳖虫、川续断、狗脊各 45 克，乳香、没药、五灵脂各 30 克，上药共研成粗末。每次取药末 135 克，加陈醋 1500 毫升浸泡半日，煎至药液 1000 毫升左右。局部先用温水洗净，再用药液熏洗、浸泡，每次 1 小时，每日 1 次。次日药液加温再洗，连用 5 日后弃去。若药液因煎熬加温而耗损，不够浸泡足跟者，可续加陈醋适量。本法 1 个月为 1 个疗程，间隔 10 天后再行下 1 个疗程。1 ～ 3 个疗程后停药观察,统计疗效。治疗期间不配用任何内服药。
(《四川中医》1994 年第 10 期)

■ 鞋垫法治跟痛症

验方 1　复方当归鞋垫方

◎ 当归 20 克,川芎、乳香、栀子各 15 克。上述药物研末,撒入棉纱布间,缝制成合适的鞋垫数只,每日 1 只鞋垫,交替使用,1 个月为 1 个疗程。功效:活血止痛。适用于血瘀型足跟痛。(《中国中医骨伤科杂志》1988 年第 3 期)

验方 2　川芎鞋垫方

◎ 川芎 45 克。上药研细面,分装在用薄布缝制的布袋内,每袋装 15 克左右。将药袋放在鞋里,直接与痛处接触,每次用药 1 袋,每天换药 1 次,3 个药袋交替使用,换下的药袋晒干后仍可使用。一般 7 天后即可收效,20 天后疼痛消失。功效:活血行气,祛风止痛。适用于跟骨骨刺。(《四川中医》1989 年第 3 期)

验方 3　芥末川芎鞋垫方

◎ 芥末 3 ～ 5 克,川芎粉 30 克。将川芎研成极细末,加入芥末,装入布袋内,把小布袋垫入鞋内。每周更换 1 次,1 个月为 1 个疗程。功效:温阳,活血,止痛。

验方 4　归灵鞋垫方

◎ 当归、威灵仙各 30 克,川芎、乳香、没药、栀子各 15 克。诸药烘干研为极细末,每次取 15 克药末装入缝好的小布袋内（布袋大小与足跟大小略同）,放入足后跟疼痛处,然后再穿好袜子。隔日换药 1 次,1 周为 1 个疗程,有活血、消肿止痛作用。

验方5　乳没活血止痛方

◎　乳香、没药、桃仁、红花、牛膝、地龙、杜仲各2克。准备棉纱布，自制5厘米×5厘米大小的纱袋，将上述药物与适量冰片共研粉末，装入备好的纱布袋内，垫于患足的足跟部位，以活血消瘀、行气散结，达到止痛的目的。

验方6　消瘀止痛散

◎　当归20克，川芎、乳香、没药、栀子各15克。共研细末备用。外用，取药散适量放在白纸上，药粉面积根据足跟大小，厚约0.5厘米，然后放在热水杯上加温加压后使药末成片状，置患足跟或将药粉装入布袋内置患处，穿好袜子。功效：消瘀止痛。适用于跟骨骨刺。（《中国中医骨伤科杂志》1988年第3期）

■ 川乌散外敷治足跟骨刺痛

◎　川乌30克（以生者为优），白酒适量。将川乌研细末加白酒调成糊状，晚上睡觉前用温水将脚洗净，把药平摊足跟疼痛处，外以塑料纸包好，此为一足跟用量。一般连续用药2～3次，每次用药1整天，疼痛即可消失。但此方重在止痛，病去即止，不可久用。适用于足跟骨刺疼痛。（《山东中医杂志》1987年第6期）

■ 草川散外敷治足跟痛

◎　制草乌、川芎各50克。共研细粉，混合后，放置瓶内备用。每晚睡前用白酒调上药粉10克（大约1汤勺）成糊状（以不稀，不流出为度），均匀摊在纱布上贴痛处。每日1次，15天为1个疗程。功效：活血通络。适用于足跟痛。

骨伤病千家**妙**方

巧用千家验方 妙治各科百病

（《陕西中医》1987 年第 4 期）

■ 仙人掌外敷治足跟痛

◎ 先将仙人掌两面的毛刺用刀刮去，然后剖成两半，用剖开的一面敷于足跟部疼痛处，外用胶布固定，敷 12 小时后再换半片。冬天可将剖开的一面放在热锅内烘 3 ～ 4 分钟，待烘热后敷于患处，一般于晚上敷贴。在治疗期间穿布底鞋为宜，适当活动，使气血经脉畅通。功效：行气活血，消肿止痛。适用于足跟痛。（《陕西中医》1987 年第 8 期）

■ 草药外敷治足跟痛

验方 1 二草外敷方

◎ 鲜苍耳草叶、鲜夏枯草各等量，共捣烂敷患处，每日 1 次。（民间验方）

验方 2 川楝叶外敷方

◎ 鲜川楝叶 50 克，红糖适量。将川楝叶与红糖混合捣绒成膏状，每晚外敷足跟，天明去药或 24 小时更换 1 次，连续外敷 2 ～ 3 次。冬季无川楝叶时，可取川楝树内层皮和红糖捣敷，疗效更佳。功效：益气活血止痛。适用于足跟痛。（《当代中医外治精华》）

验方 3 透骨止痛汤

◎ 透骨草、老鹳草、寻骨风、青蒿、独活、乳香、没药、血竭各 20 克，上药加水煎煮后过滤药液，趁热浸泡患足跟部，每日 2 次，每次 20 分钟。10 天为 1 个疗程。

■ 治足跟骨刺痛外敷精选方

验方 1　川草乌红活散

◎　川乌、草乌、独活、红花、桃仁、威灵仙、樟脑各 30 克，当归尾、生大黄、细辛各 20 克，白芥子 50 克。共研细末，取适量以醋调，摊于纱布上，用患足跟部踩擦压摩。每次 10 分钟，每日数次，1 个月为 1 个疗程。功效：活血化瘀，温经止痛。适用于各型跟骨骨刺。（《常见病简易疗法手册》）

验方 2　归芎五物散

◎　当归 20 克，川芎 15 克，乳香 15 克，没药 15 克，栀子 15 克。上药共研成细末备用。将药粉放在白纸上，药粉面积按足跟大小，厚约 0.5 厘米，然后放在热水杯上加温加压后药粉呈片状再放在患足跟，或将药粉装入布袋内放于患处，穿好袜子。功效：活血通络。适用于跟骨骨刺。（《中国中医骨伤科杂志》1988 年第 3 期）

验方 3　三生散

◎　生天南星、生半夏、生草乌各等量。共研细末，过筛储瓶密封备用。外用，取三生散适量，用鸡蛋清调成糊状敷患处，每日换药 2 次，需卧床休息。或用黑膏药（如鱼石脂、金不换膏药、狗皮膏药、凡士林等）在火上烤化，掺入 1.5 ～ 2.0 克三生散于膏药内调匀，趁热贴患处，外加绷带或胶布固定，穿好鞋袜即可行走。每 5 ～ 7 天换药 1 次，此法较常用。功效：温化寒痰，燥湿散结。适用于足跟痛。（《新中医》1987 年第 10 期）

验方 4　跟骨骨刺散

◎ 姜黄 12 克，赤芍 12 克，穿山甲 6 克，栀子 12 克，白芷 12 克，冰片 3 克。上药共研细末，储瓶备用。外用，取本散适量，用醋调成糊状，敷于患处，外用塑料薄膜包扎固定。夜敷日除，药干加醋润之，每料可连敷 3 夜，1 个月为 1 个疗程。功效：活血，软坚，止痛。适用于跟骨骨刺。（《广西中医药》1985 年第 6 期）

验方 5　三生细辛散

◎ 生川乌、生天南星、生半夏、细辛各等份，共研细末，用鸡蛋清调敷患处，每日更换 1 次；亦可将药粉掺入凡士林或烘软的黑膏药中混匀，趁热敷患处，包扎固定，3～5 日更换 1 次。（《颈肩腰腿痛千家妙方》）

■ 浸渍法治骨质增生之足跟痛

验方 1　米醋浸渍方

◎ 米醋 1000 毫升，加热后趁热浸泡患足跟部，每日 2 次，每次 30 分钟。一般选择两份交替进行，以保持一定的温度。10 天为 1 个疗程。

验方 2　二草汤浸渍方

◎ 透骨草、老鹳草、寻骨风、青蒿、独活、乳香、没药、血竭各 20 克，上药加水煎煮后过滤药液，趁热浸泡患足跟部，每日 2 次，每次 20 分钟。10 天为 1 个疗程。

验方 3　艾叶复方浸渍方

◎ 艾叶、蛇床子、川牛膝各 30 克，硫黄 15 克。上药加水煎煮后过滤药液，趁热浸泡患足跟部，每日 2 次，每次 20 分钟。10 天为 1 个疗程。

验方 4　香樟苏木屑浸渍方

◎ 香樟木、苏木屑、威灵仙、活血藤各 30 克，红花 15 克，米醋 500 毫升。先将上药煎煮浓缩后，加入米醋搅拌均匀，趁热先熏后洗，最后浸泡，每日 1 ～ 2 次，每次 20 ～ 30 分钟。

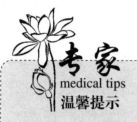

专家
medical tips
温馨提示

足跟痛患者宜穿平跟软底鞋，尽量减少站立及行走时间，走路要注意安全，避免足部受伤，导致病痛加重。跟痛剧烈者，可配制海绵鞋垫，或在鞋垫接触足跟痛点处，将鞋垫挖一圆洞，以减少站立、行走承重时对局部的压力和摩擦，可缓解症状，利于跟痛康复。

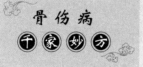

骨伤病
千家妙方

骨肿瘤千家妙方

凡发生在骨骼系统各种组织如骨、软骨、纤维组织、脂肪组织、造血组织、神经组织和未分化的网状内皮结构等的肿瘤统称为骨肿瘤。属中医学"骨瘤""骨疽"的范畴。

骨肿瘤分原发性和继发性两种，由骨组织本身长出者称为原发性，由其他器官或组织的恶性肿瘤转移到骨者为继发性。原发性骨肿瘤有 50% 的属良性肿瘤，而继发性骨肿瘤绝大多数属于恶性肿瘤，原发性骨肿瘤的发病年龄一般较低，多发生于骨骼生长旺盛的青少年，男性高发年龄为 15—24 岁，女性为 5—14 岁，且男性高于女性，这可能与不同性别骨的生长与内分泌发育的早晚和时间长短有关。而继发性骨肿瘤多发生于老年人。

骨肿瘤的种类很多，不同的肿瘤其好发部位也不尽相同，如骨样骨瘤和成骨细胞瘤多见于胫骨；软骨瘤多见于长骨。一般原发恶性骨肿瘤好发生在四肢的长骨，如骨肉瘤、尤因肉瘤都好发生在膝关节的上下，即股骨的下端或胫骨的上端；脊索瘤多发生在骶骨；骨髓瘤多发生在颅骨和脊柱；继发性骨肿瘤多见于骨盆、脊柱和股骨等。

在许多脏器恶性肿瘤的远位转移中，骨转移占第一位，在女性骨转移中，70% 来自乳腺癌，其余 30% 为肾癌、甲状腺癌及其他肿瘤。男性骨转移中，前列腺癌及肺癌占 80%。再如宫颈癌、胃癌、食管癌、胰腺癌、阴茎癌、恶性黑色素瘤及神经母细胞瘤等，都可发生骨转移。部分病例以骨转移为主要表现，往往需要医生详细询问病史，全面查体和病理检查才能发现原发瘤。有时原发灶小而隐蔽不易被发现，有些肿瘤甚至经过各种检查，仍不能查明原发灶，常常需要尸检才能明确。

对骨肿瘤病因病机的认识，中医学有"肾主骨"之说，故认为骨肿瘤的发生与肾经亏虚、髓虚邪着相关。肾亏髓虚，外邪乘虚侵入，或暴力损伤骨骼，

160

气血凝滞，经络受阻，日久不化，蕴结成毒，耗伤阴液，腐骨蚀骼，聚结成瘤。恶性骨肿瘤因湿毒、热毒攻于内，使局部坚硬如石，疼痛如锥刺，甚至局部焮热暗红，难溃难消，预后不良。骨肿瘤初、中期可选服小金丹、西黄丸、肿节风片剂等中成药。晚期若脾肾阳虚，身体羸弱，贫血、消瘦，应扶正补虚为主，如归脾汤、肾气丸、人参养荣丸等，均可选用。

■ 辨证选方治骨肿瘤

验方 1　清营汤加减方

◎　生地黄 15 克，玄参 15 克，丹参 30 克，牡丹皮 15 克，金银花 30 克，连翘 10 克，麦冬 10 克，黄连 10 克，竹叶 30 克，青黛 3 克，紫草根 30 克，赤芍 15 克，土鳖虫 15 克，蜈蚣 5 条，甘草 6 克。水煎服，每日 1 剂。功效：清热凉血，解毒消痈。适用于骨肿瘤毒热蕴结型。症见病变局部疼痛，肿胀或肿块，局部温度较高，皮色正常或青紫，功能障碍，神倦纳差，口干渴，便结尿黄，舌质红，苔薄黄或黄厚，脉弦数。

验方 2　六君子汤加减方

◎　党参 15 克，白术 10 克，茯苓 15 克，陈皮 10 克，半夏 10 克，天南星 10 克，白芥子 10 克，当归 15 克，薏苡仁 30 克，制乳香 10 克，制没药 10 克，忍冬藤 30 克，补骨脂 15 克，甘草 6 克。水煎服，每日 1 剂。功效：健脾利湿，解毒止痛。适用于骨肿瘤湿毒留着型。症见身困倦怠，四肢乏力，虚肿，病变局部肿胀疼痛或破溃流液，或便溏不爽，舌淡胖或黯淡、有齿印，苔白滑腻，脉滑。

验方3 身痛逐瘀汤加减方

◎ 桃仁 10 克，红花 10 克，当归 15 克，川芎 10 克，牡丹皮 10 克，延胡索 15 克，制乳香 10 克，制没药 10 克，补骨脂 10 克，赤芍 15 克，香附 10 克，土鳖虫 30 克，甘草 6 克。水煎服，每日 1 剂。功效：活血散瘀、消肿止痛。适用于骨肿瘤瘀血内阻型。症见面色晦黯，唇暗红（紫），患部持续疼痛，肿块固定不移或坚硬，表面肤色黯紫或脉络曲张显现，舌紫黯、有瘀点，脉涩或弦细。

验方4 济生肾气丸合三骨汤加减方

◎ 生地黄 20 克，山茱萸 15 克，女贞子 30 克，牡丹皮 10 克，骨碎补 15 克，补骨脂 15 克，透骨草 20 克，自然铜 10 克，川续断 10 克，当归 15 克，黄柏 10 克，知母 10 克，肿节风 30 克，核桃树枝 30 克，寻骨风 10 克，甘草 6 克。水煎服，每日 1 剂。功效：滋肾填髓，降火解毒。适用于骨肿瘤肾虚火郁型局部肿块肿胀疼痛，皮色暗红，疼痛难忍，朝轻暮重，身热口干，咳嗽，贫血，消瘦，行走不便，倦怠神惫。舌暗唇淡，苔少或苔黄，脉沉弦或细数无力。（以上 4 方引自王惟恒《中医抗癌 300 问》）

■ 调元肾气丸治骨肿瘤

◎ 淮生地黄（酒煮捣膏）120 克，山茱萸 60 克，山药 60 克，牡丹皮 60 克，白茯苓 60 克，人参 30 克，当归 30 克，泽泻 30 克，麦冬（捣膏）30 克，龙骨 30 克，地骨皮 30 克，木香 9 克，砂仁 9 克，黄柏（盐水炒）15 克，知母（童便炒）15 克。制法：上为末，鹿角胶 4 两，老酒化稠，加蜜 4 两，同煎滴水成珠，和药为丸，如梧桐子大。用法：每服 80 丸，空心温酒送下。主治：房欲劳伤，忧恐损肾，致肾气弱而骨失荣养，遂生骨瘤，其患坚硬如石，形色或紫或不紫，推之不移，坚贴于骨，形体日渐衰瘦，气血不荣，皮肤枯槁，甚者寒热交作，饮食无味，举动艰辛，脚膝无力者。禁忌：忌白萝卜，烧酒、房事。（《外科正宗》卷二）

■ 六军丸治骨肿瘤

◎ 蜈蚣（去头、足）、蝉蜕、全蝎、僵蚕（炒，去丝）、夜明砂、穿山甲各等份。用法：上药共研为细末，神曲糊为丸，如粟米大，朱砂为衣。每服 1.0 克，空腹时用酒送下。主治：骨肿瘤，肿瘤已成未溃者。禁忌：服药期间，忌大荤煎炒。（《外科正宗》卷二）

■ 阳和汤加味方治骨肿瘤

◎ 熟地黄 30 克，白芥子、陈皮各 6 克，鹿角胶、炮山甲各 9 克，干姜炭、麻黄各 1.5 克，肉桂、生甘草各 3 克，酒炒当归、醋炒延胡索各 12 克。用法：水煎服，每日 1 剂。病轻者用小金丹，成人每次 0.6 克，即 1 丸；病重者每服 1.2 克，每日 2 次，捣碎，温黄酒或温开水送下，药后覆被取汗为佳。主治：溶骨性肉瘤。（《实用中西医肿瘤治疗大全》）

■ 琥珀黑龙丹治骨肿瘤

◎ 琥珀 30 克，血竭 60 克，京墨、五灵脂（炒）、海藻、海带、天南星（姜汁拌，炒）各 15 克，木香 9 克，麝香 3 克。用法：上药各研为细末，和匀再研，炼蜜为丸，每丸 3 克重，金箔为衣，晒干密收。每用 1 丸，以热酒适量，量病

上下、食前、食后化服。如患在下部，服后随用美膳压之。主治：瘿瘤不论新久，但未穿破者。（《外科正宗》卷二）

■ 骨瘤散治骨肉瘤

◎ 组成：①蜈蚣、全蝎、白果、斑蝥各 9 克，东丹（铅丹）30 克，生石膏 15 克，共研细末。②白矾、生石膏各 15 克，天南星、蟾酥各 1.5 克，玉桂（肉桂）45 克，共研细末。③生地黄、石见穿、煅牡蛎各 15 克，玄参、知母、神曲各 9 克，半枝莲 30 克，牡丹皮 4.5 克。用法：先将方①药末轻放在小膏药上，远离臀部，循经贴上小膏药，7 日以后，将方②药粉撒在大膏药上，贴患处臀部；在其间内服方③，水煎服，每日 1 剂。主治骨肉瘤。（《段凤舞肿瘤积验方》）

■ 黑退消掺阳和解凝膏治骨肿瘤

◎ 黑退消之配方制法：生川乌、生草乌、生天南星、生半夏、生磁石、公丁香、肉桂、制乳香、没药各 15 克，制松香、硇砂各 9 克，冰片、麝香各 6 克。上药除冰片、麝香外，各药研细末后和匀，再将冰片、麝香研细后加入和匀，瓶装备用，勿使漏气。用时将药粉均匀撒在阳和解凝膏上敷贴患处。有行气活血、祛风逐寒、消肿破坚、舒筋活络之功效。（《中医抗癌 300 问》）

■ 骨痨散治骨巨细胞瘤

◎ 藤黄 180 克，生川乌、生草乌、生白及、山慈菇、木芙蓉、当归尾、赤芍、红花、制乳香、制没药各 120 克，血竭 150 克，麝香 6 克，冰片 20 克。上

药共研为细末，储瓶备用。每次取药末适量，用开水调成糊状，外敷患处，3日换药 1 次。（《实用中西医肿瘤治疗大全》）

按：骨巨细胞瘤为骨原发的良性侵袭性肿瘤，占原发骨肿瘤的 20%。20—40 岁为最好发年龄，约占 80%。好发部位为股骨下端和胫骨上端（膝关节周围），其次为肱骨近端和桡骨远端，其他部位有椎体、骶骨、髂骨、腓骨近端、胫骨远端等。主要表现为局部疼痛，逐渐加重，随着病情进展，可有肿胀，压痛。无发热、消瘦等全身表现。

■ 骨瘤粉外敷治骨肿瘤

◎ 三棱、莪术、生半夏、土鳖虫、生川乌、商陆、桃仁、乳香、没药各 9 克，红花 6 克，雄黄 3 克，木鳖子 0.9 克，斑蝥 0.9 克，麝香 0.3 克。功能活血止痛，抗癌消肿，主治骨肿瘤。上药研细末，制成散剂。撒敷于肿瘤处，或用蜜糖调和后涂搽，隔日 1 次。用药后偶有局部瘙痒、起发水疱，一般停药数日即可自愈。如严重时可将处方中斑蝥去除，改用阿魏 3 克，反应即减轻。据报道，用本方治疗骨肿瘤有一定疗效。（《光明中医杂志》1999 年第 1 期）

■ 散血膏敷贴治骨肿瘤

◎ 天南星、防风、白芷、柴胡、土鳖虫、自然铜、桑白皮各 9 克，升麻 6 克，细辛、荆芥、当归、甘草各 7.5 克，续断 10.5 克，风藤 12 克，附子、过山龙（为葡萄科植物马头叶蛇葡萄的根皮）各 15 克，猴骨、龙骨、桂皮各 18 克，牡丹皮 21 克，生黄芪 39 克，红升丹 500 克，香油 1000 毫升。制法：先将香油煎熬，后加诸药煎枯去之，最后再加入丹药为黏稠状，待降温后涂于牛皮纸上备用。用时将散血膏敷贴于患处。功效：温阳散寒，消肿散结。主治：骨肉瘤、溶骨性骨肉瘤。（《癌症的中西医最新疗法》）

　　按：据报道，用本方局部敷贴结合抗癌片内服治疗 1 例左股骨上段溶骨性骨肉癌合并骨折者，坚持治疗 4 个月获基本治愈。此后继续用药，一般情况良好。12 年后复诊时检查患肢稍短，X 线检查示骨密度增加，轮廓清晰。

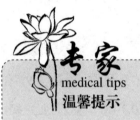

专家
medical tips
温馨提示

患者千万勿纵欲伤肾，防止肾虚房劳；患肢制动，以防病理骨折；注意肺部转移，定期进行 X 线检查。